Markus Sommer

Der Hausarzt rät

aethera®

die heilenden Kräfte im Menschen stärken,
die Bildung des eigenständigen Urteils unterstützen,
die Initiativbereitschaft von Patienten und Verbrauchern fördern.

An der Herausgabe des aethera-Programmes wirken mit:
der Verein für Anthroposophisches Heilwesen,
die Heilmittelfirma Weleda, die Gesellschaft Anthroposophischer Ärzte
und die Medizinische Sektion am Goetheanum.

Über dieses Buch:
In diesem Ratgeber sind die von Markus Sommer monatlich im Lebensmagazin *a tempo* erscheinenden Beiträge zu verschiedenen Themen zusammengefasst und ergänzt. Seine Fähigkeit, heute weit verbreitete und bekannte Beschwerden und Krankheiten so darzustellen, dass ihre eigentlichen Wurzeln und Heilungschancen sichtbar werden, hat schon vielen ganz neue Perspektiven eröffnet. Eine wichtige Rolle spielt dabei der Faktor der Eigenaktivität, für die zahlreiche Anregungen zu den einzelnen Beschwerden und Krankheiten gegeben werden.

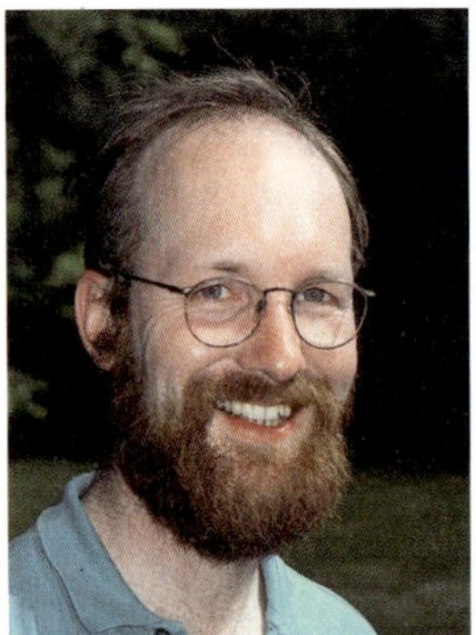

Über den Autor:
Markus Sommer, geb. 1966, Medizinstudium in München, klinische Erfahrungen im Bereich Innere Medizin, Geriatrie, Neurologie und der praktischen Anwendung von anthroposophischer Medizin und Homöopathie. Neben ausgedehnter Vortragstätigkeit veröffentlichte er zahlreiche Beiträge in Zeitschriften und Büchern zum Krankheits- und Heilmittelverständnis.
Markus Sommer ist niedergelassener Arzt in München. Von ihm sind bei aethera erschienen: *Die natürliche Reiseapotheke* sowie *Grippe und Erkältungskrankheiten natürlich heilen.*

Markus Sommer

Der Hausarzt rät

Krankheiten verstehen – sich selbst helfen – gesund werden

aethera

Wichtiger Hinweis: Sämtliche Angaben und Empfehlungen in diesem Buch wurden mit größter Sorgfalt überprüft und in Übereinstimmung mit dem neuesten Wissensstand erarbeitet. Bei Heilmittel- oder Therapie-Empfehlungen handelt es sich um eine subjektive Auswahl ohne Anspruch auf Vollständigkeit, in der sich die Verordnungspraxis des Autors spiegelt. Die Nennung von Handelsnamen oder Warenbezeichnungen geschieht im Rahmen der allgemeinen Pressefreiheit ohne Rücksicht auf Erzeugerinteressen; eine Werbeabsicht ist damit keinesfalls verbunden. Aus Gründen der Lesbarkeit wurden alle Markenregistrierungszusätze wie ® und ™ weggelassen.

Angaben zu Medikamenten und therapeutischen Maßnahmen erfolgen mit der Einschränkung, dass Dosierungs- oder Anwendungshinweise durch neue Erkenntnisse in der Forschung, klinische Erfahrungen und das sich verändernde Angebot an Präparaten dem Wandel der Zeit unterworfen sein können. Da auch menschliche Irrtümer oder Druckfehler nie ganz auszuschließen sind, wird für Anwendungs- und Dosierungshinweise sowie für die Wirkung der Präparate keine Gewähr übernommen.

Jeder Benutzer wird dringend aufgefordert, die Angaben in diesem Buch anhand der Herstellerinformationen auf dem Beipackzettel auf ihre Richtigkeit zu überprüfen und die dort gegebenen Empfehlungen für die Dosierung und Kontraindikationen zu beachten. In Zweifelsfällen sollte immer ein Arzt oder ein Angehöriger der Heilberufe aufgesucht werden, insbesondere wenn die Beschwerden über mehrere Tage andauern. Die Angaben in diesem Buch sind weder dazu bestimmt noch geeignet, einen notwendigen Arztbesuch zu ersetzen. Eine Haftung von Seiten des Autors oder des Verlags für Personen-, Sach- und Vermögensschäden ist ausgeschlossen.

1. Auflage 2002
aethera im Verlag Freies Geistesleben & Urachhaus GmbH
Landhausstraße 82, 70190 Stuttgart
Internet: www.aethera.de

ISBN 3-7725-5030-4

Umschlag: Thomas Neuerer (Foto: © Daniela Nowitzki)
Druck: DZA Druckerei zu Altenburg, Altenburg

Inhalt

Einleitung

Es ist uns wichtig, gesund zu sein und uns wohl zu fühlen. Trotzdem ist unser Leben auch von Leid und Krankheit begleitet. Schon die Geburt ist eine Herausforderung, die Kind und Mutter an den Rand des Todes führt, Kinder- und Erkältungskrankheiten sind durchzustehen und schließlich haben wir uns mit Alterserscheinungen auseinander zu setzen. Das ist oft unangenehm und schmerzlich, braucht uns aber nicht aus der Bahn zu werfen. Vielmehr können wir entdecken, dass es auch gute Seiten hat, wenn wir mit Fieber und benebelten Sinnen im Bett liegen, statt zur Schule zu gehen und so die Nähe der Mutter intensiver als sonst spüren dürfen, wenn wir durch eine Krankheit aus einem Eingebundensein in den Alltag herausgerissen werden, der uns mit seinen Ansprüchen und seiner Routine zu verschlingen droht und unsere ganz eigenen Impulse kaum noch zuzulassen scheint oder wenn wir im Alter erleben, dass zwar unser Aktionsradius schrumpft, wir aber den verbleibenden Raum und die bestehenden Beziehungen mit um so mehr Anteilnahme erfüllen können. Manchmal erleben wir, dass Krankheit auch eine Chance ist. Eine Gelegenheit, neue Schwerpunkte zu setzen, Festgefahrenes in Bewegung zu bringen, zur Besinnung zu kommen. Überwinden von Krankheiten kann das Auftreten viel schwererer Schläge verhindern.

In gewissem Ausmaß ist es unsere Entscheidung, wie wir mit unseren Krankheitstendenzen und entfalteten Krankheiten umgehen wollen. Ob wir erkennen möchten, was sie uns sagen können und selbst aktiv werden, um sie zu überwinden, oder ob wir sie nur möglichst schnell «repariert» bekommen wollen, ob wir Wege suchen, unsere eigenen Kräfte einzusetzen auf dem Weg des

Gesundwerdens oder ob wir die Behandlung möglichst an den Arzt zu delegieren versuchen, der an uns handeln soll und «schon das Richtige tun» wird.

Immer mehr Menschen sehen die Fragen, die mit Gesundheit und Kranksein zusammenhängen, als ihre ganz persönliche Sache an, bei der sie aktiv mitgestalten wollen. An sie richtet sich dieses Buch. In dessen Hintergrund steht das Menschenbild der Anthroposophie, wie es in dieser Form von Rudolf Steiner (1861 – 1925) entwickelt und dargestellt worden ist. Es geht davon aus, dass der Mensch nicht nur aus chemischen Substanzen aufgebaut (wie die Mineralien) und lebendig (wie die Pflanzen) ist, sondern auch – wie die Tiere – seelisch-empfindsam ist, darüber hinaus aber eine auf Freiheit hin angelegte Individualität darstellt, die sich selbst ihre Ziele gibt. Die anthroposophische Medizin (die Rudolf Steiner zusammen mit Ita Wegman (1876 – 1943) begründet hat und die nachfolgend von vielen Ärzten und Therapeuten ausgebaut worden ist), wendet sich an diesen persönlichen Kern des Menschen – dessen Perspektiven als über dieses Leben hinausgehend erlebt werden – und sieht es als eine Aufgabe an, dessen Freiheit wieder herzustellen und zu unterstützen, wenn sie durch Krankheit eingeschränkt ist. Das ist offenkundig bei starken Schmerzen der Fall, bei einem Schock oder einer seelischen Einseitigkeit wie einer Depression, in gewisser Weise gilt das aber für jedes Kranksein. Jeder der angesprochenen Ebenen gebührt Aufmerksamkeit (beim Kind entfalten sie sich erst allmählich, es ist dabei Aufgabe des Arztes zusammen mit Eltern und Lehrern dafür zu sorgen, dass dies möglichst nicht behindert wird, gegebenenfalls muss entsprechender Ausgleich geschaffen werden). Der Arzt greift in den Leib ein, wenn er z.B. eine Operation durchführt oder eine Fähigkeit des Kranken ersetzt, indem er beispielsweise die bei einem Knochenbruch verlorene Festigkeit vorübergehend durch einen Gipsverband ersetzt. Immer geschieht dies aber mit dem Ziel, den eigenen Heilungskräften auf den Weg zu helfen. Dazu können Pflanzen, Minerale und tierische Substanzen aus Natur und Labor zum Einsatz kommen, die oft in potenzierter Form (wie in der

Homöopathie) gegeben werden. Aber auch die heilsamen Kräfte von Wärme und Kälte, von Massage und Bädern werden genutzt oder die aus den Fugen geratenen Kräfte des Patienten z.B. durch Bewegungsübungen der Heileurythmie oder eigene Tätigkeit in Malen, Plastizieren, Musik oder Sprache geordnet und gefördert. Auf diesem Weg können Krankenschwestern (oder -pfleger), Pharmazeuten und verschiedene Therapeuten dem Patienten helfen und ihn ein Stück begleiten. Eine zentrale Stellung hat das Gespräch. Der Arzt lernt den Menschen, der zu ihm gekommen ist, dadurch verstehen. Durch das Gespräch wird Mitgefühl erlebbar, es kann aber auch eine neue Sicht auf sich selbst und sein Kranksein angeregt und Behandlungsschritte gemeinsam beraten werden. Ein echtes Gespräch – wie jede Begegnung – verwandelt alle daran Beteiligten. Wandlungsfähigkeit ist Teil unserer Gesundheit.

Nicht immer braucht man aber das unmittelbare Gespräch, um Anregungen zu empfangen, die helfen können, Krankheiten besser zu verstehen und dazu beitragen, sie zu überwinden oder um Gesichtspunkte aufzuzeigen, die mithelfen, gesund zu bleiben und gesünder zu werden. Deshalb habe ich mich gefreut, als ich gebeten wurde, monatlich eine medizinische Kolumne in der Zeitschrift *a tempo* zu verfassen. In der Praxis begegne ich vor allem Patienten mit bereits bestehenden, oft schweren Krankheiten wie Krebs, Multipler Sklerose, rheumatischen Erkrankungen, Asthma, Depressionen oder Bandscheibenvorfällen. Die Artikel sollen dazu beitragen, dass es gar nicht erst so weit kommt. Daneben möchte ich versuchen, Verständnis für die verschiedenen Krankheiten zu wecken, was dazu beitragen soll, im Gespräch mit dem Patienten auf individuelle Zusammenhänge und dessen eigene Sicht eingehen zu können.

Der Mensch ist Individuum und Gemeinschaftswesen. Krankheit ist etwas ganz Persönliches und es ist uns daher selbstverständlich, dass wir als Einzelne zum Arzt gehen. Gesundheit bedeutet auch ein Wiedereintreten in die Gemeinschaft, wenn der zuvor ansteckende Kranke wieder «unter Leute» darf, die Arbeitsunfähigkeit beendet ist oder das Kind wieder in die Schule gehen kann.

Wirkliches Gesundsein schließt Interesse und Engagement für die soziale Gemeinschaft ein, wie diese umgekehrt dem Kranken, der seine bisherige Rolle nicht mehr ausüben kann, den nötigen Rückzug ermöglichen und ihn tragen muss. Gesundsein hat auch damit zu tun, dass wir Sinn in unserem Leben finden, was die Perspektive über unser Leben hinaus einschließt. Es ist kein Zufall, dass man erkannt hat, dass es zu den stärksten gesundheitsfördernden Umständen gehört, wenn ein Mensch vom Vertrauen erfüllt ist, dass sich die Welt nicht im Sichtbaren erschöpft, sondern diese und er getragen sind von einer liebevollen göttlichen Welt, zu der jeder einzelne von uns in Beziehung steht und angenommen ist.

Ich bin glücklich, dass ich meine berufliche Tätigkeit in einer Gemeinschaft ausüben kann. Sie besteht im engeren Sinn aus meinen ärztlichen Kollegen und Freunden Andreas Korselt und Georg Soldner und einem Team der Mitarbeiterinnen Schwester Elfriede Dassler, Frau Fuchs, Frau Moll, Frau Brater, Frau Kurr, Frau Argauer und Frau Noss ergänzt um einen großen Kreis von Therapeutinnen und Therapeuten sowie Krankenschwestern und ärztlichen Kollegen, mit denen wir zusammenarbeiten dürfen. Eine solche Gemeinschaft verleiht Kraft und jedem Einzelnen in ihr verdanke ich wertvolle Anregungen. Namentlich gilt dies für Georg Soldner, mit dem ich seit Jahren u.a. im Rahmen des Medizinischen Seminars Bad Boll zur Ausbildung in Anthroposophischer Medizin beizutragen versuche. Viele der hier abgedruckten Darstellungen sind Früchte der gemeinsamen Arbeit.

Von Seiten des Verlages wurde angeregt, die Artikel der Zeitschrift als Buch zusammenzufassen. Hierfür bin ich auch deshalb dankbar, weil es oft nicht leicht war, auf ein bis zwei Druckseiten einen medizinischen Zusammenhang verständlich darzustellen und den Leser zu eigenen Handlungsmöglichkeiten anzuregen. Im Buch war es nun möglich einige Ergänzungen anzubringen. Dennoch sind die Darstellungen nur Schlaglichter, die oft weitgehend ergänzt werden müssten, um ein auch nur annähernd umfassendes Bild zu zeichnen. Hierfür gibt es u.a. aus der Reihe der aethera-Ratgeber spezielle Bände zu einzelnen Lebenslagen und Krankheiten. Im Einzelfall wird aber das Gespräch mit dem eigenen Arzt oder Therapeuten zur Ergänzung wichtig sein. Viele wichtige Themen werden in diesem Band nicht berührt, vielleicht wird das eine oder andere davon im Laufe der Zeit in der Zeitschrift *a tempo* besprochen werden.

Im Großen und Ganzen folgen die Kapitel, die nicht unmittelbar aufeinander aufbauen und deshalb je nach Interesse ausgewählt werden können, der Reihenfolge des Erscheinens in der Zeitschrift. Kapitel mit grundsätzlichem und einführendem Charakter wurden vorangestellt, wie jene zum Verständnis potenzierter Arzneimittel, zum Unterschied von homöopathischer und anthroposophischer Heilmittelfindung, zur Ernährung, dem Einsatz von Antibiotika oder zur Bedeutung des Fiebers. Ansonsten wurde versucht, sowohl akute als auch längerfristige Gesundheitsprobleme zu behandeln. Immer soll dabei auch der Vorbeugung besondere Aufmerksamkeit gelten.

Dieses Buch konnte zum Teil mit Zeichnungen des verstorbenen Kunstprofessors Rudi Seitz ausgestattet werden, nach seinem Tod haben der russische Künstler Mischa LeJen und die Kunsttherapeutin Anne Solheim die Aufgabe der Illustration weitergeführt. Allen Dreien bin ich freundschaftlich tief verbunden und dankbar dafür, dass sie die Textinhalte eigenständig verarbeitet haben, um das Verständnis zu erleichtern und zu vertiefen, aber auch um unerwartete und humorvolle Aspekte aufleuchten zu lassen. Der Mensch ist gesund, wenn er frei und beweglich in seiner Mitte steht und nicht dauerhaft Opfer von Verfestigungs- oder Auflösungstendenzen wird, wenn er weder zu schwer noch zu leicht wird. Kunst ist Ausdruck des geistigen Menschenwesens im Erdenstoff – Humor kann lockern, wo Ernst und Schwere zu lastend zu werden drohen.

Neben den Genannten bin ich auch Frau Kafitz, die dieses Buch als Lektorin betreute, für die gute Zusammenarbeit sehr dankbar.

Ich hoffe, dass Sie, liebe Leserin und lieber Leser, für Sie fruchtbare Anregungen in diesem Buch finden. Sollten Sie Anregungen und Kommentare haben, freue ich mich, wenn Sie mir diese schreiben.

Markus Sommer, München

Der römische Brunnen

Aufsteigt der Strahl, und fallend gießt
Er voll der Marmorschale Rund,
Die, sich verschleiernd, überfließt
In einer zweiten Schale Grund,
Die zweite gibt, sie wird zu reich,
Der dritten wallend ihre Flut,
Und jede nimmt und gibt zugleich
Und strömt und ruht.

Conrad Ferdinand Meyer

Wirkt etwas, das nichts wiegt? Die «Wirk-lichkeit» homöopathischer Potenzen

Zwei Krankengeschichten

Eine Patientin wurde von einem Kollegen aus der Notfallambulanz eines großen Krankenhauses, wo ihr nicht geholfen werden konnte, empfohlen, sich bei mir vorzustellen. Immer wieder traten bei der jungen Frau stärkste, fast nicht auszuhaltende, scharfe Schmerzen im Gesicht auf. Sie litt unter einer Trigeminusneuralgie. Viele Mittel wurden in der Klinik ohne Erfolg versucht. Nun stellte sich die Frage, ob der Patientin auf anderem Weg als bisher geholfen werden könnte. Ich spritzte ihr ein «potenziertes Organpräparat» aus dem Trigeminusnerven eines Rindes aus einer Herde, die so gehalten wird, dass eine BSE-Problematik nicht befürchtet werden muss, in einer D30, ein in der anthroposophischen Medizin häufiger Heilungsansatz. Einige Minuten später wunderte sich die Patientin, dass sie plötzlich ohne Schmerz sprechen, kauen und schlucken konnte, was bisher immer zu heftigen Schmerzanfällen geführt hatte.

Bei einem anderen Patienten, der in etwa 5000 Meter Höhe im Himalaya schreckliche, klopfende Kopfschmerzen in Folge einer beginnen den Höhenkrankheit entwickelte und zu torkeln begann, führten zwei mohnsamengroße Kügelchen (so genannte Globuli) *Belladonna* C30, einem Mittel, das aus der Tollkirsche gewonnen wird, ebenfalls zu völliger Beschwerdefreiheit. Vor der Einnahme war der Mann sehr skeptisch: So kleine Pillen sollen gegen so große Kopfschmerzen helfen? Erstaunt fragte er später: «War das Mittel so konzentriert, dass diese winzigen Kügelchen eine solche Wirkung hatten?» Und er war vollends verwirrt, als ich antworte: «Im Gegenteil!»

Verdünnungen, die nicht mehr vorstellbar und doch offenkundig wirksam sind

Von Homöopathie hatte der Patient noch nie gehört. Nein, die Mittel waren nicht konzentriert, sondern sogar stark verdünnt. In beiden Fällen war praktisch nichts von der Ausgangssubstanz Tollkirsche oder Trigeminusnerv mehr im Medikament enthalten gewesen, zumindest keine wiegbare Substanz. Die Konzentration einer D30 entspricht einer Verdünnung von 1 g Ausgangssubstanz auf eine Quinquillion Gramm (das ist eine 1 mit 30 Nullen) Verdünnungsmittel (z.B. Wasser oder Zucker). Das ist noch viel weniger als 1 Tropfen auf den ganzen Bodensee – nicht mehr vorstellbar und doch offenkundig wirksam. Kritiker meinen, dass hier keine echte Wirksamkeit des Mittels vorliegen kann, sondern allenfalls die Hoffnung des Patienten zu seiner Genesung geführt hat. Aber warum hat die Hoffnung nicht ebenso bei den vielen Mitteln gewirkt, welche die Patientin zuvor bekam? Und warum halfen dem Patienten mit der beginnenden Höhenkrankheit die Kügelchen trotz seiner Skepsis?[1]

Intensiver Kontakt zwischen Ursprungssubstanz und Trägermedium, der sich rhythmisch in einzelnen Stufen vollzieht

Diese Medikamente sind eben keine einfachen Verdünnungen. Vielmehr werden sie in einem aufwendigen und rhythmisch geordneten Geschehen hergestellt. Es erfolgt schrittweise eine Verdünnung im Verhältnis 1:10 (bei den C-Potenzen 1:100). Ursprüngliche Substanz und Trägermedium werden dann in intensiven Kontakt miteinander gebracht. Dies kann bei Flüssigkeiten z.B. durch längeres Schütteln unter Ausbildung eines Wirbels erfolgen. Wenn beim Potenzieren von Flüssigkeit die Substanz nach oben versprüht und sich nach unten in einen Wirbel wieder zusammenzieht, wird erlebbar, wie in rhythmischer Weise eine Auflösung von Ursprungssubstanz und ein Verdichten, ein Einprägen in das neue Medium erfolgt. Diese Vorgänge ereignen sich rhythmisch von Potenzstufe zu Potenzstufe, ähnlich wie es im Gedicht *Der römische Brunnen* zu Beginn dieses Kapitels für das flutende Wasser beschrieben wurde. Dieses Prinzip der Arzneimittelzubereitung durch Auflösung und Verdichtung hindurch wurde schon von den Alchimisten z.B. in Form wiederholter Destillationen gepflegt. Feste Substanzen werden sogar eine Stunde lang im Mörser gerieben bis die erste Potenzstufe D1 (bzw. C1) fertiggestellt ist. Anschließend wird 1 Teil der D1 mit 9 Teilen Medium in der gleichen Weise verarbeitet, wodurch die D2 entsteht usw. Eine D6 eines Metalls oder Minerals zum Beispiel wurde also mindestens 6 Stunden lang verrieben und enthält noch ein Millionstel des Ausgangsstoffes. Jetzt ist auch eine ursprünglich unlösliche Substanz so fein geworden, dass sie «kolloidal»[2] löslich geworden ist, also gewissermaßen ihre «Schwere» verloren hat oder dieser nun eine entsprechende «Leichte» gegenübersteht. Sehr viele Substanzen sind in unserem Organismus in entsprechender Weise kolloidal gelöst und man kann sagen, dass sie vom Organismus ebenfalls gleichsam «potenziert» werden.

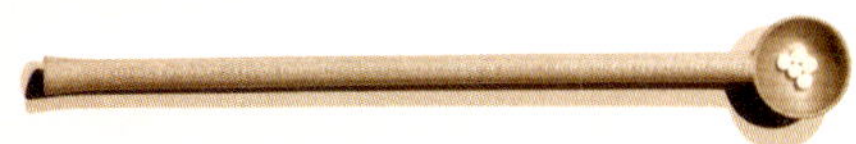

Wenige Globuli können ausreichen, um eine Krankheitswende zu erzielen.

Es hat sich bei diesen Arzneien eingebürgert, von «Potenzen» zu sprechen, basierend auf dem lateinischen «potentia», was etwa «Kraft, Vermögen» bedeutet. Tatsächlich nimmt die Arzneiwirkung keineswegs mit dem Grad der Verdünnung ab, sondern sie kann im Gegenteil sogar verblüffend groß sein. Samuel Hahnemann (1755 – 1843) – der Begründer der Homöopathie – hat dieses Geheimnis vor etwa 200 Jahren entdeckt und seine Anwendung verbreitet. Vorläufer reichen aber Jahrtausende zurück.

«Potentia» bedeutet Kraft, Vermögen

Wer glaubt, dass nur Materie wirken kann, hat es schwer, solche Arzneiwirkungen anzuerkennen. Wenn praktisch nichts mehr von der Substanz der Nerven oder der Tollkirsche vorhanden ist, wie soll es dann wirken? Aber unser Alltag ist durchsetzt von «substanzlosen» Wirkungen, was wir uns allerdings im Allgemeinen nicht klar machen. Keine wägbare Substanz wird vom Studio zum Bildschirm gebracht, um dort die Bilder im Fernseher zu erzeugen, und wenn ich ein Tonband bespreche, kann auch die empfindlichste Waage der Welt keine Gewichtszunahme registrieren. Und doch trägt das Band nun den Inhalt meiner Botschaft zum Empfänger, bei dem die Nachricht zur Wirkung kommen kann, obwohl kein Molekül von mir ihn erreicht. So wird man sich vorstellen können, dass durch die Intensität der pharmazeutischen Bearbeitung etwas vom Charakter, vom Wesen, vom Geist der Ausgangssubstanz auf das Arzneimedium übertragen, diesem gleichsam eingeprägt wird.

Hinweise zur Einnahme potenzierter Substanzen

Damit der Kranke dieses Eingeprägte – unbewusst – wahrnehmen und dies zum Anstoß von Heilung werden kann, muss er dazu aufnahmefähig sein. Wie auch die Botschaft auf dem Tonband nicht «ankommt», wenn gleichzeitig laute Musik dröhnt oder vier Menschen gleichzeitig auf den Empfänger einreden, so ist es auch bei der Einnahme potenzierter Substanzen. Man sollte vor dem Zergehenlassen der Globuli auf der Zunge oder der Einnahme von Tropfen nichts anderes gegessen, nicht die Zähne geputzt oder geraucht haben. Starke Geschmackswahrnehmungen trüben die Aufnahmefähigkeit für Neues. Und auch nach der Einnahme der Arznei sollte man eine Viertelstunde nichts anderes zu sich nehmen, vielleicht sogar etwas Ruhe halten. Umso mehr kann die feine, aber potente Wirkung des Eingeprägten sich entfalten.

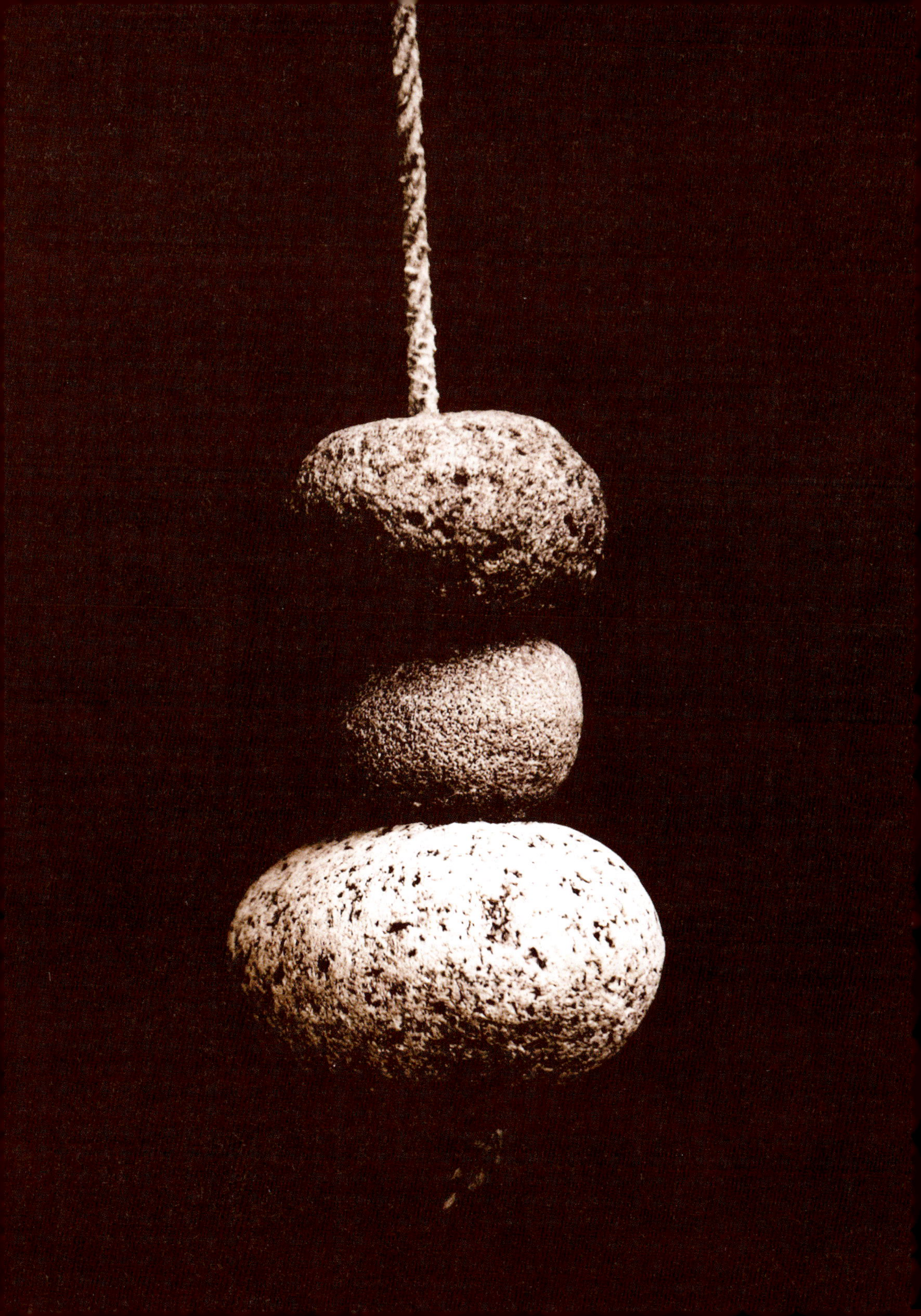

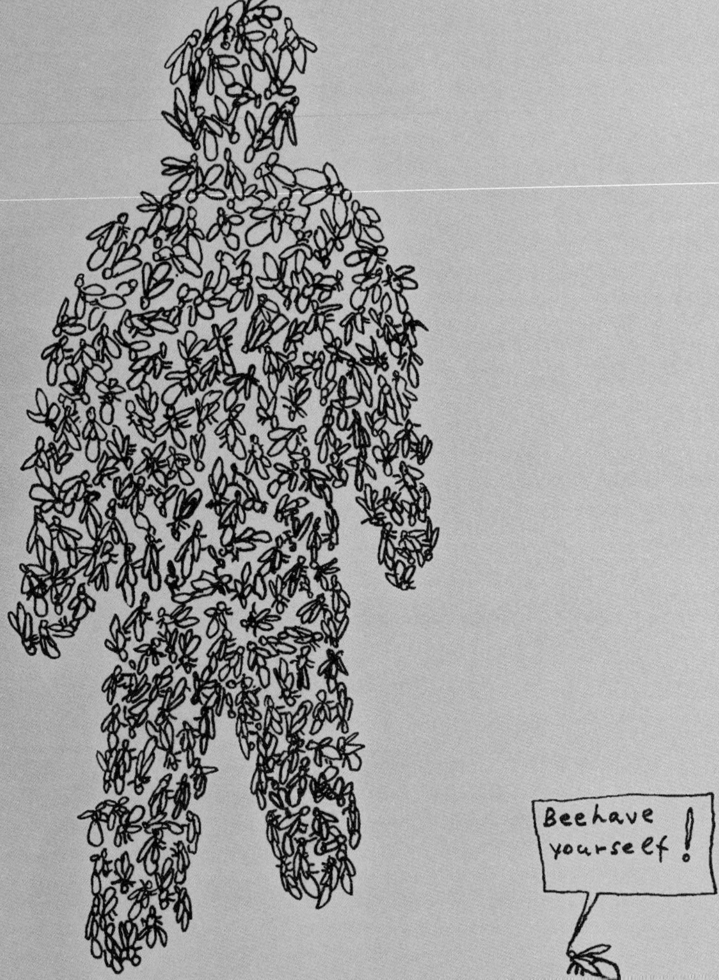
Beehave yourself!

Lästige Viecher und nützliche Heilmittel

Nachdem sie aus der Heimat mich getrieben,
auf meiner langen Flucht und bittren Fahrt
ein Glas mit Honig hab ich mir gespart –
so viel an Heimat ist mir nun geblieben.

Ich öffne's nur, dann steigt ein Dampf empor
von tausend Blüten, ja von tausend Bäumen,
und Bienen summen wie aus bunten Träumen
aus allen grauen Ecken rings hervor.

Manfred Haushofer

Bienen, Wespen und Hornissen helfen uns, homöopathische und anthroposophische Arzneimittel zu verstehen

Das Gift von Wespen oder Bienen führt zu einem Undichtwerden der Blutgefäße

Im Herbst beginnt die Zwetschgendatschi-Zeit (andernorts mag es die Pflaumenkuchen-Saison sein) und mit ihr der Ärger mit den Wespen. Man muss ganz schön aufpassen, dass sich nicht doch noch eines der lästigen Insekten auf den Bissen setzt, den man gerade zum Mund führt. Würde man eines der Tiere verschlucken und von ihm in den Hals gestochen werden, könnte die entstehende Schwellung im schlimmsten Fall die Atemwege verengen.

Schmerzhafte frühe Kindheitserlebnisse sind mit Bienen und Wespen verbunden, glücklicherweise sind sie meist nicht so bedrohlich. Zu meinen ersten Erinnerungen gehört der Schmerz, den mir eine Wespe verursachte, die sich im Vorhang verfangen hatte, was ermöglichte, sie einmal genauer anzusehen, da sie nicht wie sonst gleich davonfliegen konnte. Mindestens so groß wie der Schmerz war die Empörung, die sie in mir auslöste. Ich wollte doch gar nichts Böses von ihr. Außerdem weckte sie Zweifel (wie zuvor schon eine Brennnessel), dass die Welt einfach nur gut ist, wie sie doch bisher zu sein schien. Obwohl sich auch die Ameisen als recht wehrhaft erwiesen, haben diese Tiere mit ihren Straßen, auf denen sie Tannennadeln, kleine Raupen und sogar tote Artgenossen transportierten, doch große Faszination ausgelöst. Irgendwie scheinen sie einem geheimnisvollen Plan zu folgen, der dem Treiben des einzelnen Tieres Sinn gibt. Wer sich mit den anderen «Staaten bildenden Insekten» beschäftigt merkt, dass es auch bei ihnen einen solchen verborgenen Sinn gibt, obwohl sie doch auch so unerfreuliche Seiten haben.

Was passiert, wenn wir gestochen werden? Das Wespen- oder auch das Bienengift führt neben dem Schmerz zu einem Undichtwerden der Blutgefäße, die Flüssigkeitsströmungen unseres Leibes verlaufen nicht mehr in der richtigen Ordnung, wenn es in uns eingedrungen ist, es kommt zu Schwellungen. Bei Insektengiftallergikern kann durch das Aussickern von Flüssigkeit aus den Blutgefäßen das ganze Kreislaufsystem aus den Fugen geraten und zusammenbrechen. Ganz offenkundig sind diese Stechinsekten also recht gefährliche Stifter von Unordnung.

Bewundernswerte Ordnung in einem Bienenstock, der in einigen Bezügen dem Menschen ähnlich ist

Aber das ist nur die eine Seite. Beschäftigt man sich mit den Einzelheiten z.B. des Bienenlebens, so kommt man aus dem Staunen gar nicht mehr heraus und erlebt eine vielfältige Ordnung. Der Bienenstock zeigt eine deutliche Arbeitsteilung. Es gibt die eierlegende Weisel («Königin»), zeitweise Drohnen, die nur zur Begattung der Weisel benötigt werden und «Arbeiterinnen». Diese absolvieren im Lauf ihres Lebens eine genau festgelegte Entwicklung von «Brutammen», die Waben für die Eiablage säubern und her-

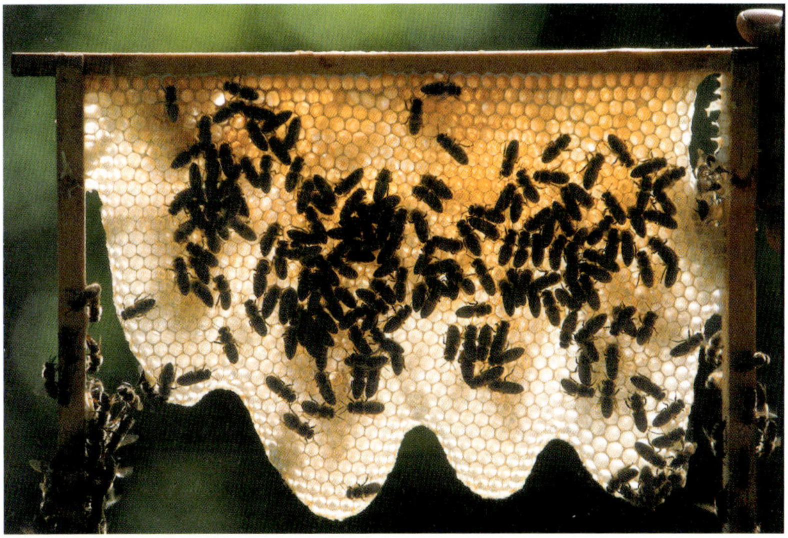

richten, Futtersaft bilden und die Larven versorgen, dann werden sie zu Baubienen, die Wachs ausschwitzen und ohne Winkelmessung und Geometrieunterricht exakt sechseckige Waben daraus formen, aus denen sich schließlich der ganze Bienenstock bildet. Dann stehen sie noch ein paar Tage als Wächterinnen am Stockeingang, wo sie streng kontrollieren, wer zum eigenen Bienenvolk gehört und wer nicht. Die einen werden hereingelassen, die anderen im schlimmsten Falle tot gestochen. Wenn auch diese Arbeitsperiode abgeschlossen ist, verlassen die Tiere den Stock im Alter von 3 Wochen endlich als Sammelbienen – diese begegnen uns für gewöhnlich – und machen sich auf die Nektarsuche. Um ein Pfund Honig zu bilden, sollen sie eine Strecke zurücklegen, die dem dreifachen Erdumfang entspricht. Bei diesem Werk besuchen sie etwa zwei Millionen Blüten, bestäuben sie und fördern dadurch die Fruchtbarkeit der Stockumgebung. Viele Pflanzen sterben sogar aus, wenn es keine Bienen in der Umgebung gibt. Falls durch unglückliche Umstände ein großer Teil der Sammelbienen zu Grunde geht, verwandeln sich die im Stock arbeitenden Bienen viel schneller als üblich und können schon im Alter von 5 Tagen

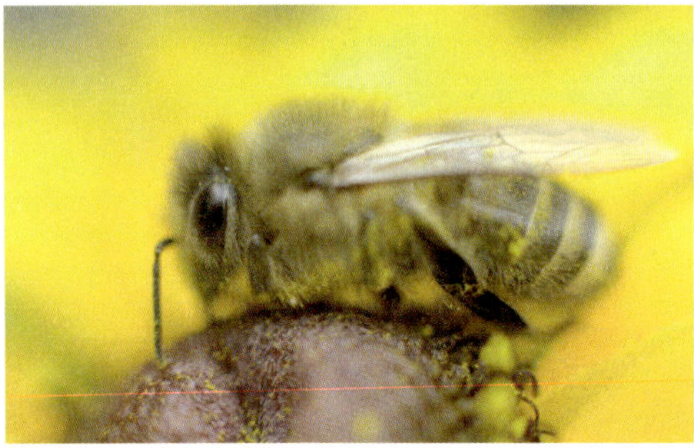

(also viermal früher als normalerweise) ihren ersten Flug unternehmen. Umgekehrt können Sammelbienen sich bei Bedarf nochmals verjüngen und Wachsdrüsen oder gar Futterdrüsen reaktivieren und in den «Innendienst» zurückkehren. Natürlich «weiß» die einzelne Biene nicht, was gerade im gesamten Stock gebraucht wird und in welcher Weise sie ihre Entwicklung gegenüber dem Normalen abwandeln muss, aber als Verband verhalten sie sich wie ein Wesen, das von beeindruckender Intelligenz ist. Die Sammelbienen verfügen sogar über eine eigene «Sprache», ein wohl einzigartiger Fall bei einem scheinbar «niederen» Tier. Durch spezielle Bewegungen, dem «Schwänzeltanz» (den Karl Frisch erforscht hat), können sie den Artgenossen im Stock mitteilen, wo sich blühende Wiesen oder nektarreiche Obstbäume befinden. Sie nutzen dazu eine «Navigation», die sich am Sonnenstand orientiert.

Die einzelne Biene ist wechselwarm, wenn es abends kühl wird, wird sie flugunfähig. Wenn sie die Nacht überlebt, kann sie erst von den Strahlen der Morgensonne «wieder belebt» werden. Der Bienenstock bewahrt dagegen im Inneren – unabhängig von der Außentemperatur! – eine konstante Wärme von etwa 35° C, also ungefähr die Temperatur des Menschen. Wird es zu warm, so verspritzen die Bienen Wasser aus ihren Mägen, das verdunstet, ist es im Winter zu kalt, so können sie durch Zitterbewegungen Wärme bilden. Dabei setzen die Bienen aus dem im Sommer gesammelten Honig Wärme frei, die ursprünglich aus der Sonne stammt und von den grünen Pflanzen eingefangen und zur Nektarbildung verwendet wurde. Je nach Temperatur zieht sich der Bienenschwarm zusammen oder er weitet sich aus und bildet im Inneren Gänge, durch die Luft zirkulieren kann. Er verhält sich auch dabei wie ein Wesen.

Wie im Menschen seine Zellen einem Sinn gehorchen, der die Einzelteile zu einem ganzen Leib zusammenfasst, in dem unsere

Individualität sich entfalten kann, die sich ebenfalls in den Wärmeverhältnissen in uns auszudrücken vermag, so steht hinter den Einzeltieren des Stockes ein gemeinsamer Sinn, ein unsichtbares, aber in seinen Wirkungen erlebbares Wesen, welches das Ganze ordnet. Man hat es «den Bien» genannt.

So bedroht die einzelne Biene (z. B. bezüglich Temperaturschwankungen) ist und so sehr sie zur Unordnung führen kann und sie sich auch noch selbst auflöst, wenn sie den Stachel mit seinem Giftapparat in einen Menschen sticht und ihn dabei aus ihrem eigen Leib reißt, so geordnet und in einigen Bezügen dem Menschen ähnlich ist doch ein ganzer Bienenstock.

Bienengift in potenzierter Form als Medikament bei einem Stich

Wenn innerhalb des Menschen sich einzelne Bereiche verselbständigen und nicht mehr dem Sinn des ganzen Organismus gehorchen, so entsteht Krankheit. Besonders gefährdet ist in dieser Hinsicht das Immunsystem, das überschießend reagieren kann, wodurch u. a. Allergien entstehen, bei denen z. B. die Nasenschleimhäute die Flüssigkeit, die eigentlich in den Gefäßen bleiben sollte, nach außen rinnen lässt oder sie ins Gewebe sickert und dadurch Schwellungen entstehen (z.B. bei der Nesselsucht). Manche dieser Erscheinungen erinnern an das Geschehen bei einem Bienenstich. Nach dem Gesichtspunkt der Ähnlichkeit, der die Grundlage der Homöopathie bildet (das griechische «homoion» heißt ähnlich), kann die Biene (oder Bienengift) in potenzierter Form (siehe hierzu das Kapitel «Wirkt etwas, das nichts wiegt?», ab Seite 13) als Medikament bei einem Stich oder auch bei anderweitig ausgelösten Entzündungen, eingesetzt werden. Sie regt dann den Organismus an, einen Krankheitsvorgang zu überwinden, der jenem ähnlich ist, den konzentriertes Bienengift auslösen könnte, so ähnlich wie ein kalter Kneippguss dazu führen kann, dass sich kalte Füße erwärmen. Einzelne Zellen des Immunsystems können sich aber noch weiter vom Ursprungssinn ablösen und andere Teile des Organismus angreifen. Man nennt solche Störungen «Autoimmunkrankheiten», auch wenn die Erscheinungen nicht unmittelbar einem Bienenstich ähnlich sehen, kann doch die ordnende Kraft, welche das

Wärmekraft der Bienen zur Behandlung von Körperbereichen, die kalt oder starr geworden sind

Bienenwesen gegenüber dem Einzeltier hat, als anthroposophisches Heilmittel arzneilich nutzbar gemacht werden. Schließlich kann die Wärmekraft der Bienen auch dort heilsam sein, wo Bereiche des Körpers zu kalt und starr geworden sind, was zum Beispiel bei einem Hexenschuss der Fall sein kann. Hier kann unter Umständen durch eine tiefe Potenz der Biene rasche Durchwärmung und Linderung erfolgen.

In der Homöopathie werden vor allem krankheitsauslösenden Kräfte einer Substanz untersucht; innerhalb der anthroposophischen Medizin wendet man sich zudem ihren positiven Kräften zu

Während die Homöopathie vor allem die krankheitsauslösenden Kräfte einer Substanz studiert und sie in ähnlichen Fällen therapeutisch verwendet, erforscht die anthroposophische Medizin zusätzlich die positiven Kräfte, die von einem Naturwesen repräsentiert werden, um sie gegebenenfalls auch als «Vorbild» oder «Ersatz» an den Menschen heranzutragen. So wundert es nicht, dass die Staaten bildenden Insekten mit ihrer erstaunlichen Fähigkeit die Einzeltiere einem Gesamtwohl einzuordnen, hier besondere Wichtigkeit haben. Ihre Ordnungskräfte kann man oft schon ihren Bauten ansehen. Und die kristallartige Sechseckstruktur, die wir in der Bienenwabe erkennen, finden wir auch im Papierhaus von Wespen und Hornissen wieder. Ja, es ist tatsächlich Papier, das sie aus klein gekautem Holz bilden, schon unendlich lange bevor die Fähigkeit zu seiner Herstellung auch Menschenfähigkeit geworden ist. Wespen und Hornissen brauchen – im Gegensatz zu Bienen – auch tierische Nahrung, die sie in ihren Stock schleppen. Wenn sie Blattläuse oder Raupen erbeuten, befreien sie viele Pflanzen von Schadinsekten und auch in ihrem Stock halten sie penibelste Reinlichkeit.

Medikamente aus Hornissen helfen bei Problemen der Nasennebenhöhlen

Medikamente aus diesen Tieren können z.B. dort helfen, wo wir selbst es nicht mehr schaffen, die feinen Lufträume unserer Nasennebenhöhlen im Kopf (die zum Teil durch papierartige Knochenlamellen gegeneinander abgegrenzt werden) rein zu erhalten und statt dessen in einer chronischen Nebenhöhlenentzündung sich zäher Eiter in ihnen ansammelt. Hier verleihen oft wenige Gaben die Fähigkeit, wieder selbst Ordnung zu schaffen (worauf erstmals der anthroposophische Arzt Friedwart Husemann hingewiesen hat).

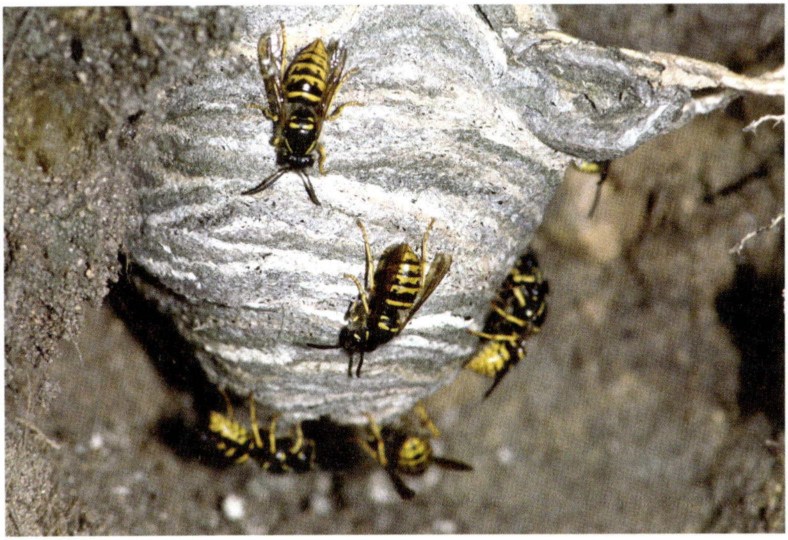

Während für die Bienen Luft und Sonne prägend sind, die Wespen und Hornissen sich (außer am Zwetschgendatschi, dessen süßen Saft sie genießen) vor allem im Bereich der Blätter auf die Suche nach Fleischnahrung machen, sind die Ameisen ganz auf und unter die Erde gegangen (die noch flugfähigen Königinnen beißen sich nach dem Hochzeitsflug sogar die Flügel ab). Wenn man die feine Erde um einen Ameisenhaufen sieht, erlebt man, wie sie das Mineralische verfeinern können. Sie halten den Wald sauber und wo es sie gibt, wird unser Wald gesünder, denn absterbende Substanz wird von ihnen wieder in den Lebenskreislauf geführt. Schon Rudolf Steiner hat auf diese Ameisenwirkung hingewiesen und die Forschung über das Waldsterben hat bestätigt, dass ein ganz enger Zusammenhang zwischen Waldgesundheit und Ameisenvorkommen besteht. Medikamente aus potenzierten Ameisen (wobei man infolge der Potenzierung nur wenige Tiere für die Behandlung Tausender von Patienten benötigt und deshalb keine grundsätzlichen Probleme mit dem Artenschutz entstehen) sind z.B. dort hilfreich, wo in uns Ablagerungen zum Problem werden und Grundlage für rheumatischer Erkrankungen bilden.

Ameisenpräparate tragen zur Linderung und Heilung rheumatischer Erkrankungen bei

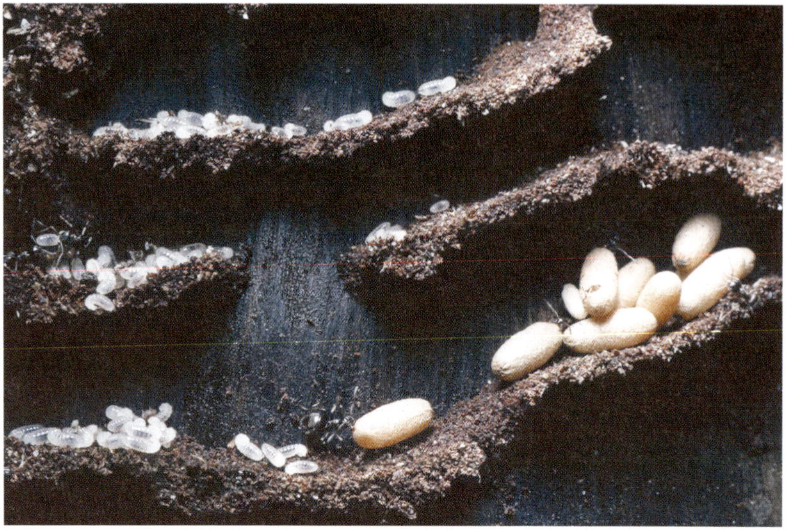

Das Arzneimittel regt dazu an, solche Ablagerungen aufzulösen und wieder in die Lebenstätigkeit unseres Stoffwechsels einzufügen.

Verhaltensweisen und Behandlungen bei Stichen

Wespen auf dem Zwetschgendatschi bleiben lästig. Aber sie verdienen nicht nur Ärger, sondern – gemeinsam mit ihren Verwandten, von denen die Rede war – auch höchsten Respekt und Bewunderung. Sie sollten weiterhin aufpassen, keines der Tiere zu verschlucken. Wir sollten aber keine Fallen aufstellen, in denen die Tiere zugrunde gehen. In ihnen können wir außerhalb von uns Fähigkeiten erkennen, die wir auch in uns tragen, es gilt sie zu pflegen und zu fördern, auch wenn man gelegentlich ihr zu starkes Hervortreten einschränken muss. Wenn es doch einmal zu einem Stich kommen sollte, so muss man bei einem Bienenstich den zurückbleibenden Stachel vorsichtig entfernen, ohne die daran hängende Giftblase auszudrücken, was den Schmerz verschlimmern würde. Prinzipiell kann durch Insektenstiche Tetanus übertragen werden (das gilt vor allem bei Wespen, die ja mit Unsauberem in engem Kontakt stehen). Da diese Krankheit immer noch tödlich verlaufen kann, ist ein ausreichender Impfschutz empfehlenswert. Im Zweifelsfall sollte man das mit seinem Arzt besprechen. Der Schmerz kann durch eine aufgeschnittene und auf die Schwellung gelegte Zwiebel gelindert werden, besonders gut helfen aber auch *Wund- und Brandgel* (Wala) oder *Combudoron-Gel* (Weleda), die u.a. einen Brennnesselauszug enthalten. Erstaunlich wirksam ist aber vor allem eine innerliche Behandlung: Sie sollten potenziertes *Apis* (das ist der lateinische Name für die Biene) – am besten Globuli in der D30 – bereit haben. Einigen Kügelchen in etwas Wasser gelöst und davon alle paar Minuten einen Teelöffel eingenommen, hat sich als Notfallmaßnahme sehr bewährt und lässt den Schmerz schnell schwinden. Wenn der Stich im Mund erfolgte, wenn Atemnot oder andere Allgemeinerscheinungen auftreten oder Sie gar bekanntermaßen eine Insektengiftallergie haben, sollten sie natürlich trotzdem einen Arzt hinzuziehen. Aber auch auf der Intensivstation, auf der Patienten mit bedrohlichen Insektengiftreaktionen landeten, hat sich potenziertes Bienen- und Wespengift ausgezeichnet als Gegenmittel bewährt. Alles hat offenbar doch mindestens zwei Seiten und es lohnt sich, diese zu entdecken.

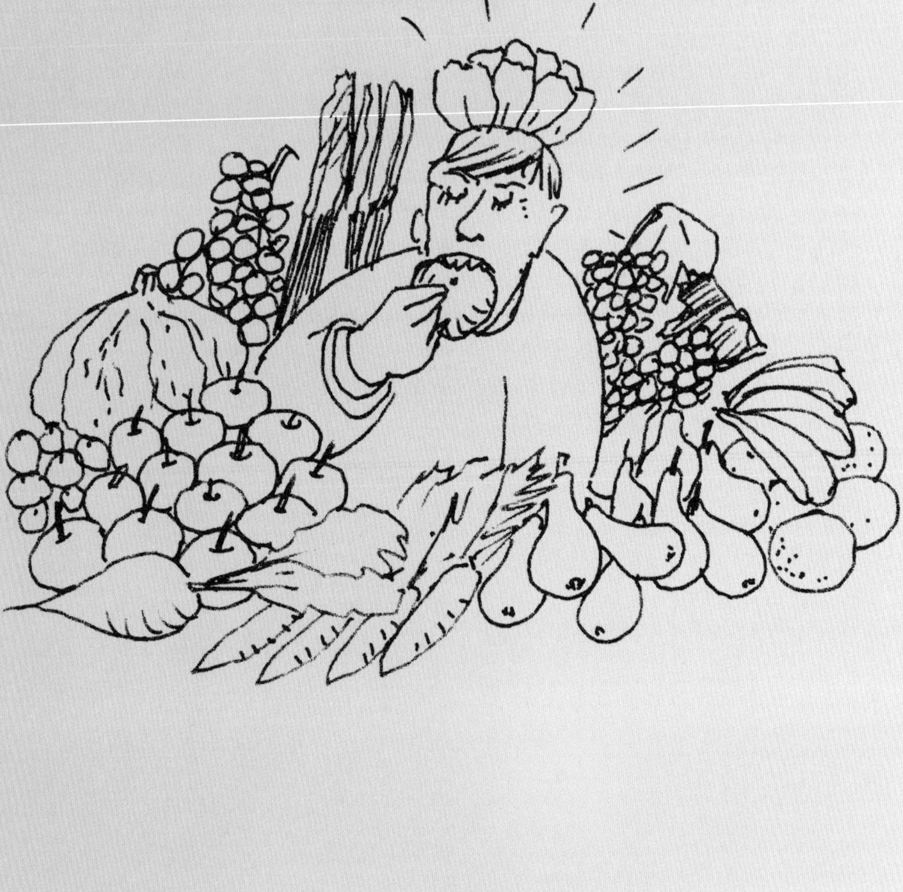

Licht in Lebensmitteln?

Ara tôto
aoba wakaba no
hi no hikari

Wie verehrungswürdig!
Zarte Blätter – grüne Blätter
von Sonnenstrahlen durchglänzt …

Bashô

Verseuchte Lebensmittel und falsche Ernährung machen krank

Wenn wir an den Zusammenhang von Ernährung und Gesundheit denken, dann kommen uns zur Zeit Schreckensbilder in den Sinn. Die Furcht, infolge Rindfleischgenusses schließlich an einer qualvollen Krankheit zu sterben, löst Panikreaktionen aus, wie das Vorhaben, zwei Millionen Rinder zu töten und zu verbrennen, während Hunger auf der Erde herrscht. Bei der letzten Rindertötungsaktion beteten viele Hindus um das Seelenheil von uns Europäern, die bereit waren, solche Gräuel zu dulden.[3] Aber auch dioxinverseuchte Eier, die Erkenntnis, dass mindestens ein Drittel aller Krebserkrankungen ernährungsbedingt sind, genmanipulierter Mais, der Schmetterlinge sterben lässt, oder Lecithin aus genveränderten Sojabohnen, das in fast jedem Stück Schokolade steckt, verderben uns den Appetit oder führen zu der Ansicht, dass ohnehin alles egal sei.

Man kann aber auch anders auf die Angelegenheit blicken. Wenn jede dritte Krebskrankheit ernährungsbedingt ist, dann kann man auch etwas dagegen tun. Tatsächlich kann das Krebs-

Gesunde Lebensmittel tragen zur Verhütung der häufigsten und schwersten Krankheiten bei

risiko deutlich gesenkt werden, wenn man wenig Fett und Fleisch, aber viel Obst und Gemüse isst. Als optimal wird heute empfohlen, fünfmal täglich mindestens 100 g (also eine Hand voll) Gemüse oder Obst zu sich zu nehmen. Mit einem ganz ähnlichen Ernährungskonzept (ergänzt durch Bewegung, Gespräch und Entspannungsübungen) konnte Dean Ornish, ein amerikanischer Herzspezialist, den Zustand seiner Patienten weit mehr verbessern, als es seinen Kollegen durch Medikamente, Ballondilatation und Bypass-Operation gelang. Sogar verschlossene Herzkranzgefäße öffneten sich, wenn der Betroffene lange genug seinen neu gewonnenen Lebensstil beibehielt. Wir können also nicht nur durch Vermeiden von problematischer Nahrung möglichen Schaden abhalten, wir können durch die Art unserer Ernährung aktiv unsere Gesundheit fördern. Interessanterweise enttäuschten aber viele Versuche, einfach für bedeutsam erachtete Inhaltsstoffe (z.B. Carotin) in Tablettenform einzunehmen, günstig wirkte nur der Genuss ganzer, unraffinierter Pflanzen. Es ist offenkundig, dass wir uns die eingangs angeführten Probleme eingehandelt haben, weil wir Verbraucher möglichst billige Lebensmittel und die Erzeuger maximalen Gewinn haben wollten. Das führte dann dazu, dass Tiere unter unwürdigen Bedingungen gehalten und mit billigem, eiweißreichem, aber verseuchtem Futter gemästet wurden. Auch beim Pflanzenbau wurde durch Züchtung ertragsmaximierter Sorten, Mineraldüngung und aggressiven Pflanzenschutz die Qualität gegenüber der Quantität oft vernachlässigt.

Vitamintabletten reichen nicht

Lebensmittelqualität ist nicht nur eine Frage der Inhaltsstoffe

Vor über 70 Jahren hat Rudolf Steiner davor gewarnt, dass Rinder, die man mit Fleisch füttert, «verrückt» würden. Der Rinderwahn belegt die Berechtigung dieser Warnung. Die ganze biologisch-dynamische Landwirtschaft wurde aus der Sorge heraus geboren, dass nach Jahrzehnten die Zeit kommen werde, in der die Qualität der Lebensmittel so degeneriert sein wird, dass eine Ernährung des Menschen mit ihnen nicht mehr möglich ist. Was Anfang des vorigen Jahrhunderts noch nach Schwarzseherei geklungen haben mag, ist heute schon fast erreicht. Rudolf Steiner war der Auffassung, dass es bei der Ernährung nicht in erster Linie darauf ankom-

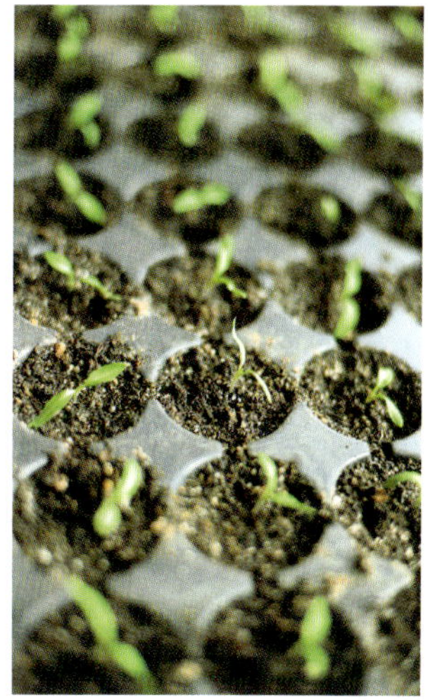

me, eine bestimmte Menge Fett, Eiweiß, Kohlenhydrate oder Spurenstoffe zu sich zu nehmen, sondern, dass die Ernährung eine «kosmisch-irdische Frage» sei.

Dass es sich hierbei nicht um eine schöngeistige Metapher handelt, zeigt jedes wachsende Blatt. Seine Substanz bildet sich aus dem, was die Wurzel aus der Erde holt, und dem, was aus der Luft genommen wird, nur durch Vermittlung des aus dem Kosmos stammenden Lichts. Jede lebendige Substanz ist somit aus Irdischem und Kosmischem hervorgegangen. Die Aufnahmefähigkeit der Pflanze für kosmische Wirkungen zu fördern, ist das spezifische Ziel der biologisch-dynamischen Landwirtschaft. Hierzu verwendet sie z.B. ein Präparat aus dem Bergkristall, der die lichtdurchlässigste Erdensubstanz darstellt und auch noch UV-Licht hindurch lässt, das von Fensterglas zurückgehalten wird. Nun verschwindet das aufgenommene Licht aber nicht einfach unwiederbringlich in der Pflanzensubstanz. Aufwendige Messeinrichtungen, die ursprünglich für den Nachweis geringster Lichtstrahlung ferner Sterne entwickelt wurden, weisen nach, dass alle Lebewesen Licht aussenden, wenn auch billionfach weniger als eine Glühbirne.

Pflanzen binden kosmisches Licht in irdischer Substanz

In der Art des abgestrahlten Lichts unterscheiden sich nun Lebensmittel unterschiedlicher Qualität. Je besser die Qualität ist, desto weniger Licht wird zunächst ausgesandt, zerreibt man die Probe aber zu Brei, so wird von Produkten guter Qualität mehr Licht ausgesandt als von solchen schlechter. Ein ganzes, lebendiges Wesen kann offenbar bei guter Qualität das Licht im Inneren halten, wird es aber abgetötet, so zeigt sich gewissermaßen ein besonders hoher «Lichtgehalt» der qualitativ hochwertigen landwirtschaftlichen Produkte. Auf diese Weise und durch die Farbverteilung des ausgesandten Lichts gelingt es zunehmend, landwirtschaftliche Erzeugnisse ökologischer und konventioneller Qualität zu unterscheiden, selbst dann, wenn sich keine chemischen Unterschiede zwischen ihnen nachweisen lassen. Es zeigt sich dabei, dass ökologisches Gemüse fast immer auch mit Hilfe

«Lichtgehalt» ist Ausdruck der Qualität

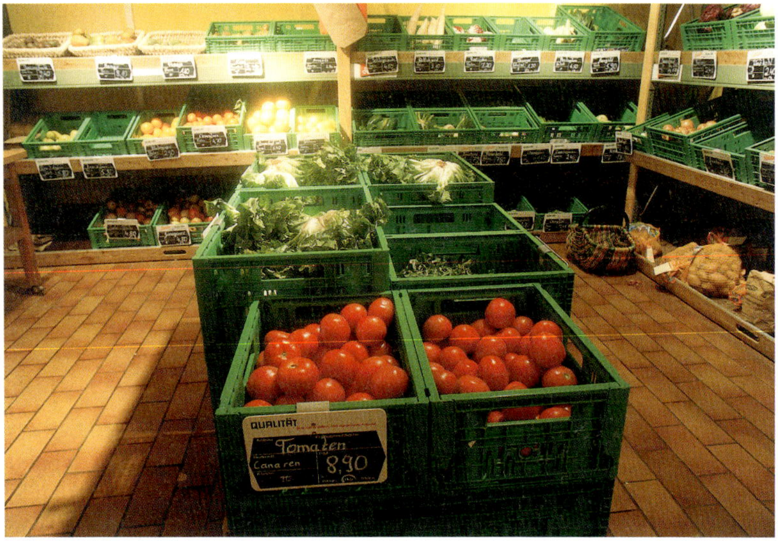

Beim Kauf von Obst und Gemüse sollte man auf Qualität, Anbauweise und Herkunft achten.

dieser und anderer Testverfahren (z.B. Untersuchung der Haltbarkeitsdauer, bildschaffende Methoden etc.) als wertvoller erscheint als konventionell oder gar in Hydrokulturen gezogenes. Ganz ohne große Apparate bemerken aber schon Kaninchen den Unterschied. Im Ludwig-Boltzmann-Institut für ökologischen Landbau wurden Versuche mit konventionell und ökologisch am selben Standort zur gleichen Zeit angebauten Zuckerkarotten angestellt. Mehr als 80 % der Kaninchen fraßen bevorzugt die Karotten aus ökologischem Anbau, den in anderen Versuchen auch Ratten und Hühner bei weitem bevorzugten. Nicht nur der Genuss ist bei ökologischem Gemüse größer, es ist auch gesünder. Das zeigt die Tatsache, dass konventionell ernährte Kaninchen mehr als doppelt so viele Totgeburten aufwiesen, wie solche, die ökologisches Gemüse bekamen.

Auch der Mensch bemerkt den Unterschied. In Blindversuchen mit Äpfeln identischer Sorte, Anbaugebiet und Erntezeitpunkt zeigten die Wissenschaftlerinnen Plochberger und Velimirow (die auch die genannten Tierversuche durchführten), dass auch Menschen den ökologischen Anbau geschmacklich bei weitem bevorzugen – auch dann, wenn sie nicht wissen, woher der Apfel stammt. Das bestätigt viele Spitzenköche, die ebenfalls vornehmlich zu ökologischen Produkten greifen.

Wenn man schließlich also sieht, dass, was moralisch richtig ist, nämlich eine Förderung der Natur statt Vergiftung und Ausbeutung, auch gesünder ist und auch noch besser schmeckt, so kann man nur wünschen: Guten Appetit!

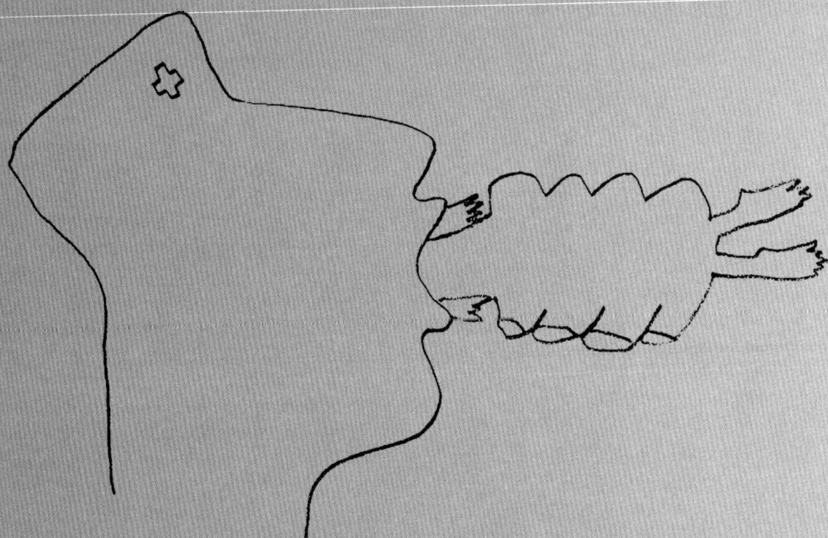

Antibiotika: Lebensretter, die sich gegen Lebendes richten

Unsere Sache ist es,
den Funken des Lichts festzuhalten,
der aus dem Leben überall da hervorbricht,
wo die Ewigkeit die Zeit berührt.

Johann Christoph Friedrich von Schiller

Antibiotika gehören mit Recht zu den berühmtesten Heilmitteln unserer heutigen Medizin. Es kann ungemein eindrucksvoll sein, wenn ein Patient mit einer eitrigen Wundinfektion oder einer bakteriellen Hirnhautentzündung, an der früher fast alle Patienten gestorben sind, einige Tage nach Beginn einer Behandlung mit Antibiotika gesund wird, wenn es auch oft noch eine Weile dauert bis er wieder zu Kräften kommt.

Alle Lebewesen bilden zum Schutz vor eindringenden Fremdlebewesen antibiotisch wirkende Substanzen

«Antibiotikum» heißt «gegen das Leben Gerichtetes». Ein Lebewesen kann nicht zulassen, dass sich fremdes Leben in ihm unkontrolliert ausbreitet, weshalb eigentlich alle von ihnen Substanzen bilden, die wir als antibiotisch wirksam bezeichnen können und die ein Eindringen von Fremdem verhindern. Es verwundert nicht, dass gerade an der Stelle, an der wir äußere Stoffe in uns aufnehmen, in unserem Mund, antibiotische Substanzen vorkommen, die im Speichel enthalten sind. Vielleicht ist das der Grund, weshalb wir instinktiv den Finger in den Mund stecken, wenn wir uns geschnitten haben. Schon der Talmud nennt den Speichel als

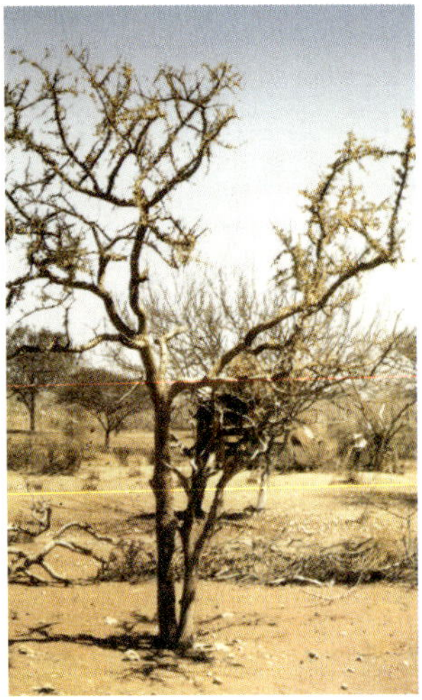

Myrrhenbaum

Heilmittel gegen Wundinfektionen, wenn er empfiehlt, einen Brei aus fein gekauten Weizenkörnern aufzulegen. Auch alle Pflanzen enthalten keimtötende Inhaltsstoffe. Manche sind besonders wirksam, wie z.B. Harze, die freigesetzt werden, wenn die Pflanze verletzt wird, um so ihre eigene Wunde zu schützen, wie dies beim, in sonniger Wüste wachsenden, Myrrhenbaum der Fall ist, dessen Harz uns u.a. bei Zahnfleischentzündungen helfen kann. Sogar das Blattgrün, das zur Lichtaufnahme der Pflanzen dient, hat keimtötende Eigenschaften und noch mehr gilt dies für die scharf schmeckenden Öle von Senf, Rettich oder Kapuzinerkresse oder die Vielfalt ätherischer Öle, die von aromatischen Pflanzen gebildet werden, die an lichtdurchfluteten Orten wachsen.

Im Labor gewonnene Antibiotika – erstmals 1928 das Penicillin – werden aus Schimmelpilzen oder Bakterien gewonnen

Wenn wir aber üblicherweise von Antibiotika sprechen, so haben sie eine andere Herkunft. Im Labor kann man bakterielle Krankheitserreger auf Agar-Platten anzüchten. Das tat der Schotte Prof. Alexander Fleming (1881 – 1955) seit Jahren, als er 1922 Lysozym, eine keimtötende Substanz aus weißen Blutkörperchen, unseren Abwehrzellen, gewann, die – wie man heute weiß – bei der Abtötung von Bakterien Licht freisetzen. Lysozym ist als keimtötende Substanz auch in unserem Speichel enthalten. Auf Flemings Platte bewirkte Lysozym, dass an einer Stelle, an der es aufgetragen war, keine Bakterien wachsen konnten. So ahnte er schnell was es zu bedeuten hatte, als er im September 1928 auf einen Nährboden blickte, der verdorben schien, weil sich an einer Stelle Schimmel gebildet hatte. Um diesen war ein großer Raum zu sehen, an dem keine Eitererreger gewachsen waren, die zuvor auf der Platte ausgesät wurden. Diese Beobachtung erklärte auch, weshalb es in einigen Gegenden seit Jahrhunderten üblich war, auf schlecht heilende Wunden verschimmelte Marmelade aufzutragen. Statt den Nähr-

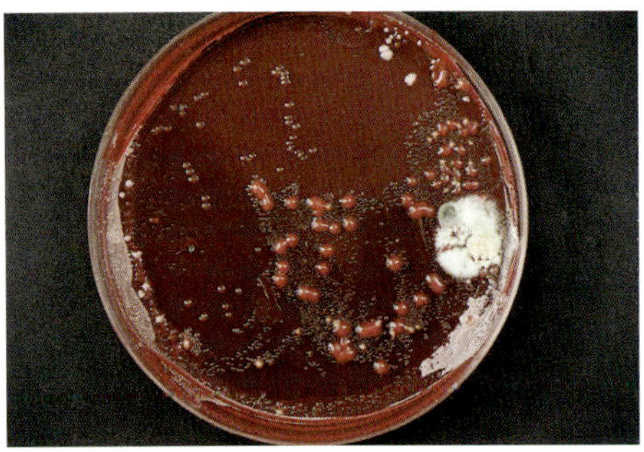

Agar-Platte mit Bakterienkulturen

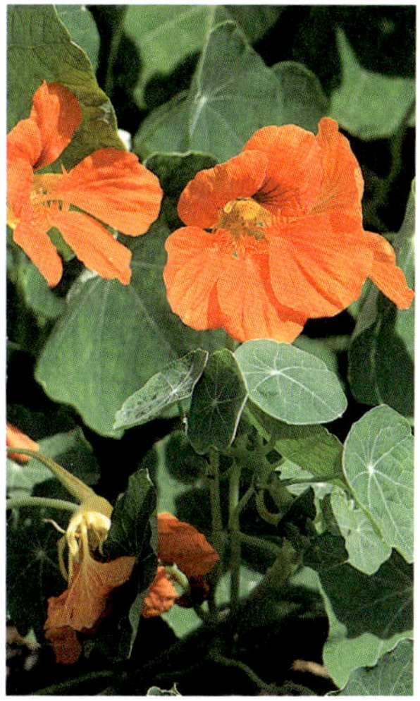

Kapuzinerkresse

boden wegzuwerfen bemühte sich Fleming, die Substanz zu gewinnen, die vom Schimmel zur Bekämpfung der Bakterien gebildet worden war, um sie bei Patienten einzusetzen, deren Abwehr gegen Eitererreger zu schwach war. Es dauerte noch eine Zeit bis dies gelang und das «Penicillin» genannte Pulver erstmals einem Patienten mit einer eitrigen Wunde gegeben werden konnte. Die ersten Erfolge waren so durchschlagend, dass diese Entdeckung seither als eine der Großtaten der Forschung gilt.

Im Laufe der Zeit nutzte sich aber die Wirkung des anfänglichen Wundermittels ab, weil viele Krankheitserreger unempfindlich, «resistent» dagegen geworden waren. Neue Antibiotika mussten gefunden werden. Praktisch alle werden aus Schimmelpilzen oder Bakterien gewonnen. Im Gegensatz zu den grünen Pflanzen nehmen diese Lebewesen kein Licht auf, um Substanz zu bilden (Photosynthese), sondern leben vom Abbau von Stoffen, die andere Lebewesen zuvor gebildet haben. Über diesen Präparaten aus dem Dunkel der Fermentationsbehälter gerieten die am Tageslicht gebildeten Heilwirkungen höherer Pflanzen allmählich in Vergessenheit.

Antibiotika können neben ihrer helfenden Wirkung den Kranken auch schwächen

Langsam musste man aber erkennen, dass Antibiotika ihren Namen nicht ohne Grund tragen und auch die Kräfte der Behandelten schwächen können, je häufiger sie angewendet werden und je weniger Gelegenheit ein Kranker dadurch hat, seine Krankheit selbst überwinden und sein Immunsystem daran schulen zu können. Manche Kinder werden im Monatsabstand wegen Hals- oder Ohrenentzündungen mit Antibiotika behandelt. Inzwischen weiß man, dass die enorme Ausbreitung von Allergien wohl auch mit der häufigen Anwendung dieser Arzneimittel zusammenhängt.

Wirkung der Antibiotika auf den Darm

In unserem Darm haben wir eine unvorstellbare Menge an Bakterien. Wenn dieselben Keime z.B. in unserer Blase sitzen würden, wären wir schwer krank, und wenn sie in unser Blut eindringen, können wir daran sogar sterben. Das passiert normalerweise aber nicht, selbst dann, wenn wir Risse am After oder blutende Hämorrhoiden haben kommt es zu keiner Entzündung durch Kontakt mit dem bakterienhaltigen Stuhl. Unser Immunsystem umgibt den Darm, trainiert sich ständig an den in ihm enthaltenen Bakterien und bildet so ein Gleichgewicht zwischen der invasiven Potenz der Mikroorganismen und der eigenen Abwehr aus. Antibiotika können dieses Gleichgewicht empfindlich stören. Sie töten nicht nur den Krankheitserreger ab, sondern meistens auch eine Menge der Bakterien in unserem Darm (aber auch auf anderen Schleimhäuten und unserer äußeren Haut), an die wir uns gewöhnt haben und die wir sogar brauchen. Die hierdurch «frei werdenden» Regionen werden von anderen Keimen besiedelt, oft von Krankheitserregern, die z.B. für die häufigen Durchfälle nach Antibiotikabehandlung verantwortlich sind. Sehr oft sind es auch Pilze, die sich jetzt ansiedeln können, Verwandte der Antibiotikaproduzenten. Sie können Gärungsvorgänge auslösen, die Blähungen verursachen, Alkohol und andere Giftstoffe bilden, welche die Leber belasten, müde machen und sie können die Darmschleimhaut so schädigen, dass Nahrungsbestandteile unverdaut in den Organismus eindringen, wodurch wir gegen sie allergisch werden können. So kann es zu einem lange anhaltenden Ungleichgewicht kommen, das den ganzen Menschen beeinträchtigt.

Alternativen in der Behandlung von Infektionskrankheiten

Das sind gute Gründe, nicht in jedem Fall ein Antibiotikum einzusetzen. Einerseits sind viele Infektionskrankheiten (so auch die meisten Erkältungen) durch Viren ausgelöst, gegen die Antibiotika ohnehin unwirksam sind, zum anderen genügt oft (Bett-)Ruhe und Wärme, um eine Krankheit selbst zu überwinden, potenzierte Heilmittel können die eigenen Ordnungs- und Lichtkräfte lenken und unterstützen. Bei Bedarf kann man sich auch auf die antibiotischen Wirkungen besinnen, die am Licht gebildet werden und einen Teil der Heilkräfte von Senfwickeln, Meerrettichauflagen oder dem Kauen von Kapuzinerkresse und der Anwendung ätherischer Öle und Kräutertees bei Halsentzündungen erklären.

Dennoch gibt es Fälle, in denen wir für die Verfügbarkeit üblicher Antibiotika sehr dankbar sind. Man kann ihre negativen Seiten zu einem großen Teil ausgleichen, wenn man durch Joghurt und milchsauer vergorenes Gemüse (z.B. Sauerkraut) oder durch bakterienhaltige Medikamente die Darmflora stabilisiert und durch homöopathische Medikamente wie *Sulfur*, dem Schwefel, dessen lateinischer Name sich übrigens von dem Wort «sol» für Sonne ableitet («sol ferrens» = Sonne tragend) oder *Nux vomica* und andere Arzneien (z.B. *Aquillinum comp.*) die Entgiftungsfunktionen des Organismus anregt. Bestimmte ätherische Öle und Harze (z.B. Teebaum-, Thymian-, Pimentöl, die Myrrhe oder Kamillenzubereitungen), deren Anwendung mit einem Arzt oder erfahrenen Therapeuten besprochen werden sollte, können auch dann helfen, wenn es zu einer Fehlbesiedlung des Darmes nach Anwendung von Antibiotika gekommen ist. Am Licht gebildete Pflanzensubstanzen können dazu beitragen, unsere eigenen Lichtkräfte zu stärken, die wir brauchen, um die innere Ordnung in unserem Leib aufrecht zu erhalten.

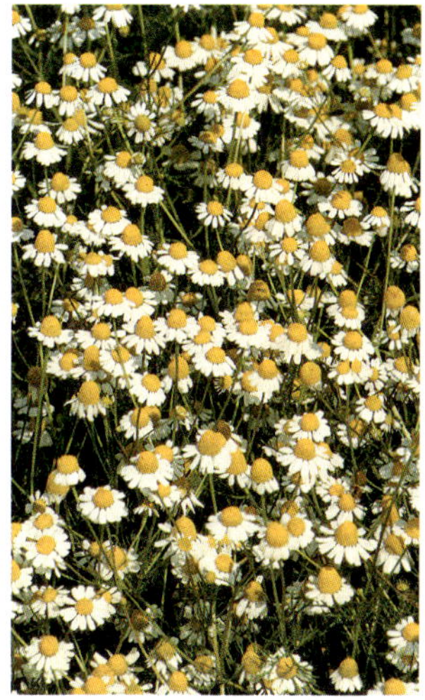

Kamille

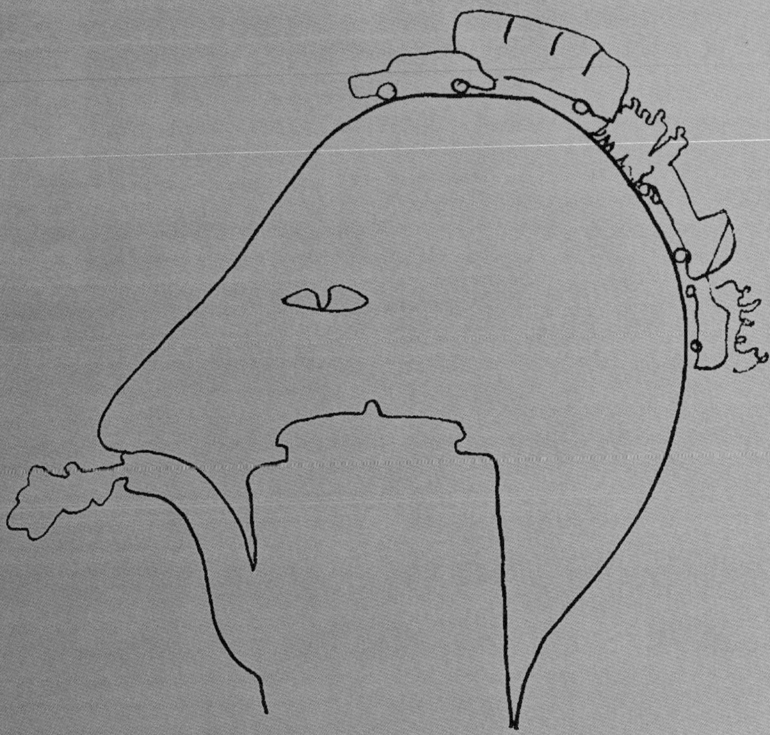

Fieber: Ein Ausdruck von Heilungsprozessen

Ich möchte jeden Menschen,
Aus des Kosmos' Geist entzünden,
Dass er Flamme werde
Und feurig seines Wesens
Wesen entfalte.

Die Andern, sie möchten
Aus des Kosmos' Wasser nehmen,
Was die Flammen verlösche
Und wässrig alles Wesen
Im Innern lähmt.

O Freude, wenn die Menschenflamme
Lodert auch da, wo sie ruht!
O Bitternis, wenn das Menschending
Gebunden wird da,
Wo es regsam sein sollte.

Rudolf Steiner

Erkältungskrankheiten können langfristig positive Wirkungen auf die Gesundheit haben

Versicherungsrechtlich sind die meisten Erkältungskrankheiten zu banalen Gesundheitsstörungen erklärt worden, für deren Behandlung die Krankenversicherungen allenfalls nur noch sehr begrenzt aufkommen. In Wirklichkeit sind Erkältungen zwar alltäglich, doch keineswegs banal. Dies gilt nicht nur, weil eine «verschleppte» Erkältung gefährliche Folgen haben kann und aus ihr z.B. eine Lungenentzündung hervorgehen oder eine unbehandelte Rachenentzündung eine Nieren- oder Herzbeteiligung nach sich ziehen kann. Selten einmal ist eine Infektion auch selbst Ausdruck einer tiefer gehenden schweren Erkrankung, die den ganzen Organismus geschwächt hat. Vor allem aber können Erkältungskrankheiten langfristig großen Nutzen für den Betroffenen bringen. Für gewöhnlich ärgert man sich über einen Husten oder Schnupfen lediglich, und so ist es zunächst ungewohnt, auch Gutes in diesen «Störenfrieden» zu erkennen.

Erst einmal ist eine Erkältung ein Hinweis darauf, dass etwas zu viel geworden ist und nicht richtig «verdaut» werden kann. In erster Linie gilt dies natürlich für eine zu starke Kälteeinwirkung. Diese ist zu tief als ein «Fremdprozess» in den Organismus eingedrungen und wird mit einer Durchwärmung beantwortet.

Innere und äußere Kälte wirken auf den Körper, schwächen die Wärmebildung und machen ihn anfällig

Es muss aber nicht unbedingt allein eine auf dem Thermometer messbare Kältewirkung sein, die krankheitsverursachend war. Auch übermäßige Arbeit, Anspannung, zu viele Kontakte, die nicht mehr verarbeitet werden können und uns nicht mehr zu uns selbst finden lassen, erhöhen die Anfälligkeit ganz wesentlich. Es lohnt, sich bei einem Schnupfen zu fragen, wovon man eigentlich die Nase voll hat. Aber auch bei den Kindern, die durch Schule und Hausaufgaben oft sehr gefordert werden, die noch zum Instrumentenunterricht, in die Ballettstunde und zum Judo gehen oder in einer großen Kindergartengruppe kaum eine Rückzugsmöglichkeit finden, kann etwas zu viel sein, was die eigene Wärmebildung schwächt und für Erkältung anfällig macht. Dies gilt um so mehr, als heute ein Großteil der Tätigkeit mit dem Kopf geschieht (besonders gilt dies bei Bildschirmarbeit, Fernsehen etc.) und eigene Wärmebildung durch Gliedmaßentätigkeit zu kurz kommt und Kälteprozesse überwiegen, die langfristig Sklerosekrankheiten Vorschub leisten.

Überwiegen die Kälteprozesse, so kann es zu lokalen Entzündungen kommen

Ist es nun zu einem Überwiegen der Kälteprozesse gekommen, so kann dies bei der «Erkältung» mit lokalen Entzündungsprozessen beantwortet werden, die sich vor allem an der Schleimhaut abspielen. Die durch vermehrte Durchblutung der Nase verursachte Atembehinderung, die übermäßige Sekretion, der Nies- und Hustenreiz sind Ausdruck von Auflockerungsvorgängen, die den krankmachenden Verhärtungsimpulsen entgegengesetzt sind und Zeichen davon, das etwas Eingedrungenes wieder aus dem Leib herausgeworfen werden soll.

Im Fieber finden diese Vorgänge einen Höhepunkt, in ihm durchdringt der Mensch seinen ganzen Leib und ordnet ihn sich wieder nach seinem eigenen Wesen. Fieber ist keine Krankheit, sondern Ausdruck von Heilungsprozessen. Vor allem weiß man, dass durchgemachtes Fieber für die Zukunft vor schweren Krankheiten schützen kann. Lässt man sich darauf ein, das Durchmachen einer Erkältungskrankheit als Weg zur Gesundheit zu begreifen, so können diese den Charakter des bloß Unangenehmen verlieren.

Fieber als Ausdruck von Heilungsvorgängen und als Schutz vor zukünftigen Krankheiten

Fieber ist keine Krankheit

«Du hast ja gar kein Fieber, da kannst du ruhig in die Schule gehen», diesen Satz hat sicher mancher von den Eltern schon gehört. Andererseits bekommt man in der Praxis gelegentlich Anrufe verängstigter Eltern: «Mein Kind hat 39° C Fieber, das ist doch sicher gefährlich? Was können wir denn tun, damit es schnell herunter geht?»

Aber ist Fieber denn wirklich eine Krankheit? Machen Sie einmal einen richtig anstrengenden Dauerlauf und messen Sie gleich anschließend Ihre Temperatur. Sie werden sich wundern: Es kann gut sein, dass das Thermometer 39° C erreicht, bei einer anstrengenden Bergtour kann es sogar vorübergehend bis auf 40° C klettern.

Zunächst einmal ist die Temperaturerhöhung schlicht Ausdruck dafür, dass man in und mit seinem Leib tätig ist. Körperliche Aktivität setzt Wärme frei, die z.B. durch Schwitzen und Entkleiden jedoch rasch wieder abgeführt wird. Im Fieberanstieg bleibt die Haut dagegen trocken und man hat das Bedürfnis sich dick einzumummeln, um keine Wärme zu verlieren, die durch Muskelaktivität im Schüttelfrost genauso freigesetzt wird wie durch jede andere Muskelaktivität. Der «Sollwert» der Temperatur ist nach oben verstellt, der Organismus «will» die Temperatur heraufsetzen.

Nur eine kleine Gruppe hochstehender Lebewesen kann Fieber selbst erzeugen – am besten kann es der Mensch. Fieber «machen» zu können ist Ausdruck hoher evolutionärer Reife. Aber auch nie-

Nicht alle Lebewesen können Fieber erzeugen

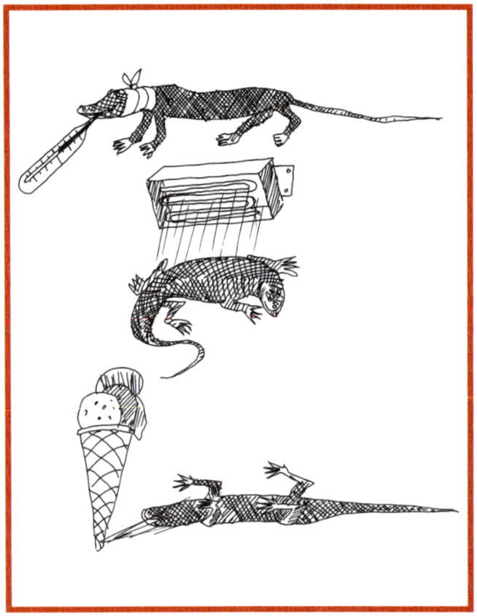

dere Tiere versuchen bei Krankheit ihre Temperatur zu erhöhen. Hindert man im Experiment die wechselwarmen Eidechsen (ihre Körper weisen die gleiche Temperatur wie die Umgebung auf), die mit Krankheitserregern infiziert wurden, daran, besonders warme Plätze (an die sie sonst gehen würden) aufzusuchen, so sterben viele von ihnen, während diejenigen überleben, denen man z. B. durch eine Wärmelampe «Fieber» ermöglicht. Auch beim Menschen wurde für verschiedene Infektionskrankheiten gezeigt, dass die Komplikationsrate durch Fiebersenkung ansteigt.

Die Temperatur verläuft parallel zur Aktivität im Körper

Man kann sagen, dass die Temperatur mit der Aktivität im Leib parallel geht. Wenn ich aber in meinem Leib aktiv bin, kann sich kaum Fremdes in ihm breit machen, z.B. keine Krankheitserreger, die tatsächlich bei Fieber meist effektiver abgetötet werden. Aber auch wo Teile des eigenen Leibes fremd werden, sie ein Eigenleben zu entfalten beginnen, wirkt Fieber dem entgegen. Am radikalsten findet ein solcher – nicht mehr vom Ich gestalteter – Prozess in der Tumorentstehung statt. In ihm findet ungebremstes Wachstum statt, das sich nicht mehr um den Sinn des Ganzen kümmert, andere Organe durchwächst und zerstört.

Zusammenhang zwischen Fieber und Krebskrankheiten

Immer wieder gibt es Fälle, in denen durch Fieber verschiedener Ursache Tumore verschwinden. Auch bei der Misteltherapie gegen Krebs, die in der anthroposophischen Medizin entwickelt wurde, strebt man eine Neuordnung und Impulsierung des Wärmegeschehens im Leib an, bei dem auch Fieber auftreten kann. Viele Untersuchungen belegen, dass Menschen, die später Krebs bekamen, schon seit längerer Zeit kein Fieber hatten. Wir wissen heute, dass der Erkennbarkeit eines Tumors ein jahrelanges Stadium unsichtbarer Vorbereitung vorausgeht, gerade in diesem scheint das Fieber besonders segensreich zu wirken.

In einer kürzlich veröffentlichten Studie[4] zeigte sich, dass der

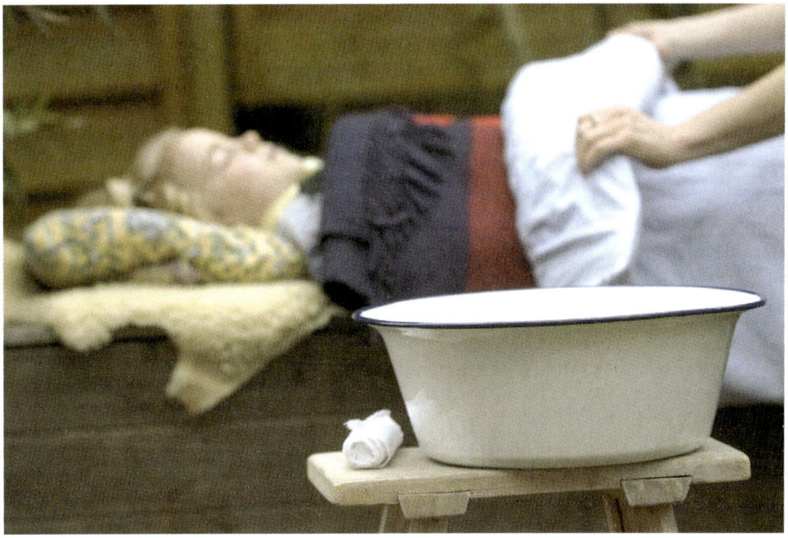

Durch Bettruhe, durch ein Zur-Ruhe-Kommen, können wir innerlich wieder Ordnung schaffen.

bösartige Hautkrebs, das Melanom, um 20 % seltener auftritt, wenn man eine Grippe mit Fieber unter 38,5° C durchgemacht hat, hohes Fieber senkt das Risiko um 35 % und das Durchmachen einer Lungenentzündung gar um die Hälfte. Einer anderen Studie zu Folge soll das Krebsrisiko auf 1/7 sinken, wenn man mindestens einmal für wenigstens drei Tage Fieber über 39° C gehabt hat. Man kann heute verstehen, wie Parmenides, ein Arzt im 5. Jahrhundert vor Christus, fordern konnte: «Gib mir die Kraft, Fieber zu erzeugen und ich heile jede Krankheit».

Auch wenn diese Aussage etwas übertrieben ist, so bietet Fieber doch eine einzigartige Gelegenheit ganz «im Leib» zu sein und dort «Hausputz» zu halten. Im Übrigen kann es einem helfen, sein Leben auch innerlich in Ordnung zu bringen, wenn man durch Fieber und Bettruhe einmal aus dem unablässigen Eingebundensein herausgerissen und zur Ruhe gebracht wird.

Natürlich gibt es Situationen, wo Fieber schaden kann, wo es zu sehr schwächt, einen Auflösungsprozess zu stark anheizt oder

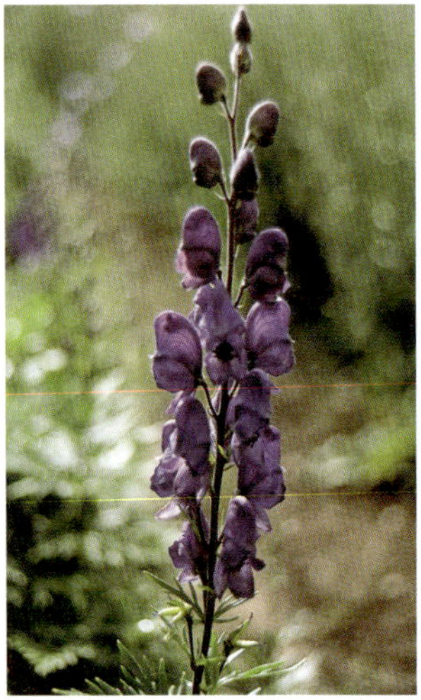

Aconitum

Ausdruck einer gefährlichen Krankheitssituation ist. Immer muss die Ursache des Fiebers geklärt werden. Einen einfachen grippalen Infekt kann man zunächst gut selbst behandeln. Ein Harnwegsinfekt oder eine Lungenentzündung machen dagegen eine engmaschige ärztlichen Begleitung notwendig. Im Zweifel muss der Arzt hinzugezogen und mit ihm zusammen entschieden werden, was zu tun ist. Wenn sonst nichts zu energischem Eingreifen zwingt, kann es Sinn haben, Fieber auszuhalten. Man kann es aber auch durch homöopathische Mittel, Wadenwickel oder ein Klistier mild senken.

Wenn das Fieber einen überfällt und man zunächst blass ist, friert oder gar unter einem Schüttelfrost leidet, so ist meist *Aconitum*, der Eisenhut in der homöopathischen Potenz D6, angezeigt. Man löst dazu 20 Globuli oder Tropfen in 1/2 Glas Wasser. Von der Lösung nimmt man alle viertel bis halbe Stunde einen Teelöffel ein und lässt die Flüssigkeit für etwa eine Minute im Mund.

Wenn dagegen der ganze Körper schon durchwärmt, das Gesicht gerötet ist und der Patient schwitzt, sollte man eher *Belladonna* D6 in derselben Weise geben. Auch *Ferrum phosphoricum* D6 bis D12 eignet sich zur Senkung des Fiebers. Es hat oft auch eine deutlich kräftigende Wirkung.

Wadenwickel sind nur sinnvoll, wenn die Beine warm sind. Man wickelt dazu ein in kühles (nicht kaltes!) Wasser getauchtes Tuch eng um die Waden und bedeckt sie locker mit einem weiteren Tuch. Sobald der Wickel warm geworden ist, tauscht man ihn aus.

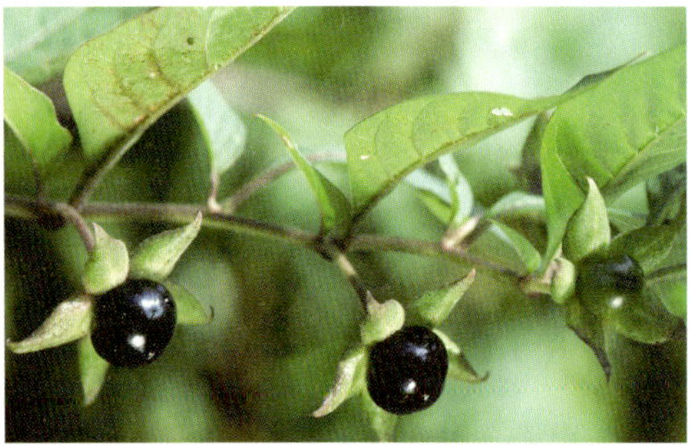

Belladonna

Gerade bei kleinen Kindern kann ein Klistier (Darmspülung) sehr wichtig sein, um Flüssigkeit zuzuführen und damit den Kreislauf zu stützen. In der Apotheke gibt es Klistierballons zu kaufen, die einfach anzuwenden sind. Wenn die Flüssigkeit etwas kühler ist als die Körpertemperatur des Fiebernden, wirkt das Klistier auch fiebersenkend. Oft ist es gut, wenn man etwas Salz hinzufügt, (1 g auf 100 ml Wasser), weil hierdurch der Kreislauf zusätzlich stabilisiert wird.

Grundsätzlich ist Fieber Ausdruck der Auseinandersetzung mit der Krankheit, Ausdruck von Willenskraft und Aktivität der Individualität. Sicher ist es kein grundsätzlicher Feind, oft aber ein Freund.

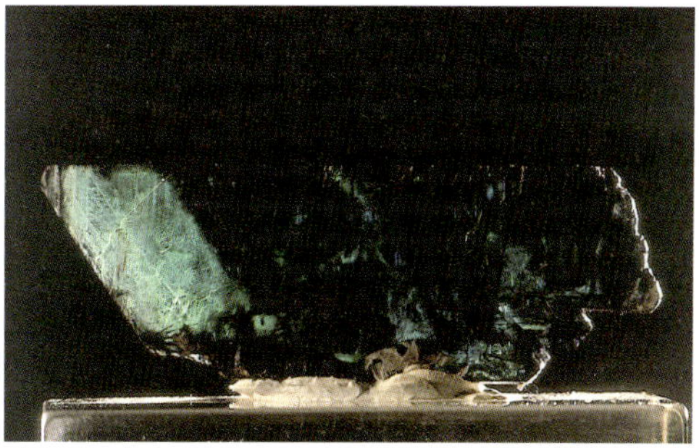

Blaugrüne Vivianit-Kristalle.
Dieses natürliche Eisenphosphat wird in der anthroposophischen Pharmazie anstatt des synthetisch hergestellten Ferrum phosphoricum eingesetzt und hilft bei der Ordnung überschießender Entzündungsprozesse.

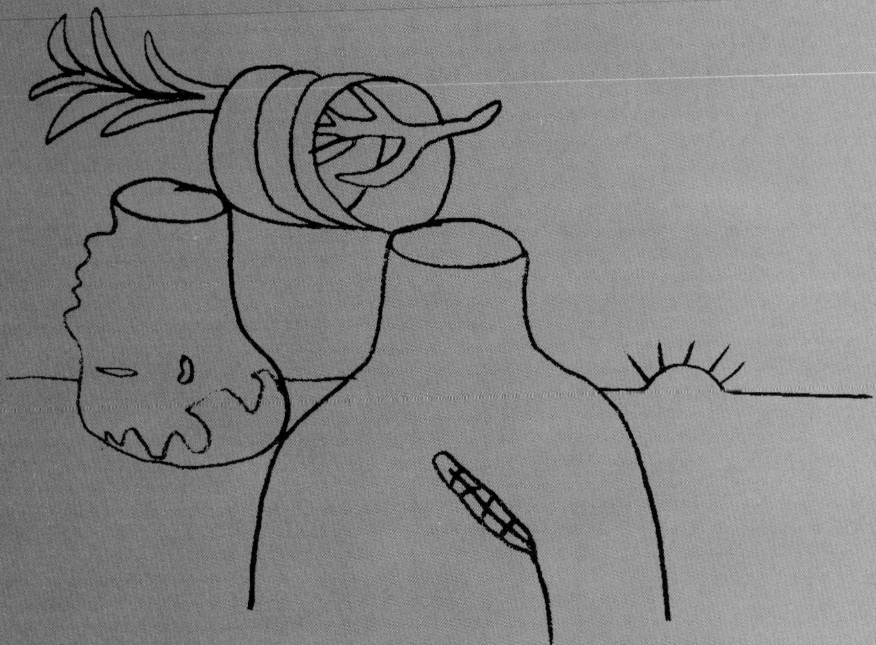

Erkältung oder Infektion? Herausforderung an die innere Kraft

Doch staune, mein Kind, nicht länger
Ob meiner Göttlichkeit.
Und ich bitte dich, koche mir Tee mit Rum;
Denn draußen war's kalt,
Und bei solcher Nachtluft
Frieren auch wir, wir ewigen Götter,
Und kriegen wir leicht den göttlichsten Schnupfen
Und einen unsterblichen Husten.

Heinrich Heine

Eigentlich ist man etwas altmodisch, wenn man sich «erkältet», besser klingt es, wenn man eine «Infektion» oder doch zumindest einen «grippalen Infekt» hat. Im Grunde deuten alle diese Bezeichnungen aber auf dasselbe: Etwas von außen Kommendes war zu stark für mich, es hat mich überwältigt, ich konnte es nicht angemessen beantworten und bin nun krank.

Für verschiedene Menschen ist aber höchst unterschiedlich, was überwältigend wirkt: Ein russischer Freund (der Künstler Misha LeJen, der mit vielen Zeichnungen zu diesem Buch beigetragen hat) hackt an jedem Silvesterabend die zugefrorene Wolga auf, springt in der letzten Minute des alten Jahres ins eisige Wasser, um dann in der ersten Minute des neuen – wach und frisch – wieder aufzutauchen. Noch nie hat er sich dabei erkältet. Und der berühmte Hygieneprofessor Max von Pettenkofer (1818 – 1901) trank einst eine ganze Flasche mit Cholerabakterien aus, um zu beweisen, dass die «Ansteckung» nicht entscheidend ist, sondern die Lebensverhältnisse und der innere Zustand des Betroffenen. Tatsächlich blieb Pettenkofer gesund.

Das Verhältnis von Außenwelt und innerer Befindlichkeit entscheidet, ob wir krank werden oder gesund bleiben

Ja, gibt es dann gar keine Erkältung und Ansteckung? Im Gegensatz zu diesen Beispielen haben wir vielleicht schon erlebt, dass wir nach einer Bahnfahrt mit niesenden Mitreisenden am nächsten Tag selbst einen Schnupfen haben, und nach den Geschehnissen vom 11. September 2001 mussten wir erfahren, dass ein Brief zum Auslöser einer Milzbranderkrankung werden kann. Aber auch in diesem Fall erkrankte nicht jeder, der mit einem solchen Brief Kontakt hatte. Bei vielen wurden zwar Milzbrandsporen auf der Nasenschleimhaut gefunden, erkrankt waren sie aber nicht. Immer kommt es auf das Verhältnis von Außenwelteinfluss und innerer Antwort an. Wenn mein russischer Freund prustend und in froher Erwartung des neuen Jahres auftaucht, ist seine Haut rasch rot und er fühlt sich durchwärmt, der Kältereiz ist schnell überwunden. Ist dagegen jemand schockierend unerwartet im Eis eingebrochen und wird blass und Schreck erfüllt aus dem Wasser gezogen, kann das durchaus zum Ausgangspunkt einer Lungenentzündung werden, selbst wenn er keineswegs länger im Wasser war. Ja, bei vielen genügt schon ein kalter Luftzug und die «ewige Nebenhöhlenentzündung» meldet sich wieder. Oft erfährt man dann auf Nachfrage, dass neben der Kälte auch sonst manches schon lange zu viel war. Immer will jemand etwas von einem, man kommt gar nicht mehr zu sich selbst – vielleicht gelingt es erst der Krankheit, Ruhe zu schaffen.

Eigenwärme entwickeln, um der äußeren Kälte zu begegnen

Häufig ist bei Menschen, die dazu neigen, sich «ständig zu erkälten», die Wärmebildung schon lange auf «Sparflamme» geschaltet. Wenn man den Tag am Schreibtisch verbringt und abends vor dem Fernseher sitzt, so ist die eigene Wärmeentwicklung ganz zurückgenommen, Hände und Füße sind meist kalt. Jedes Telefonat, jeder Fernsehkrimi konfrontiert uns mit Außen-

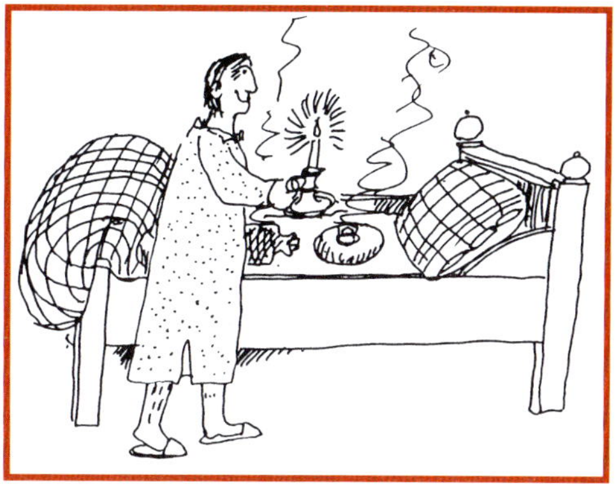

welteindrücken, die beantwortet werden müssen. Irgendwann ist die Fähigkeit dazu erschöpft. Bei vielen Menschen, die ihre Wärmebildung nicht durch freudige Aktivität ihrer Gliedmaßen beweglich halten, wird dann auch die Fähigkeit, einer Erkältung durch Erhöhung der eigenen Wärme mit Fieber zu begegnen, immer schwächer. Fieber ist nämlich eine sinnvolle Reaktion zur Überwindung von Krankheit (siehe dazu auch: «Fieber: Ein Ausdruck von Heilungsprozessen», ab Seite 41). Ohne die Fähigkeit, die äußere Kälte mit eigener innerer Wärme zu beantworten, schleppt sich manche Erkältung sehr lange hin. Vorbeugend wirkt alles, was unsere Eigenwärme lebendig hält, das reicht von Gliedmaßentätigkeit beim Holzhacken, Schnitzen oder Tanzen bis zur seelischen Wärmebildung in liebevoller Begegnung und Begeisterung. Aber auch ein «Zusammenhalten» der eigenen Wärme durch angemessene (z.B. Woll-)Bekleidung oder regelmäßiges Einölen der Haut unterstützt die Gesundheit. Besonders wichtig ist im Freien eine ausreichende Kopfbedeckung, während für die Arbeit am Schreibtisch eine lange Unterhose und Wollsocken empfehlenswert sein können.

Wenn es aber schon zu einer Erkältung gekommen ist, sollte man der inneren Wärme unterstützend zur Hilfe kommen, z.B. durch heißen Tee aus Linden- und Holunderblüten, die charakteristischerweise im Hochsommer geerntet werden.

Durch die Zufuhr warmer Flüssigkeit wird zudem die Verflüssigung stockender Sekrete erleichtert. Auch ein warmes Bad kann noch manche Erkältung abwenden (dabei ist – vor allem bei älteren Menschen – auf den Kreislauf zu achten, ggf. sollte eine Hilfsperson zugegen sein). Wenn anschließend im Bett eine Wärmflasche liegt, unterstützt das die Wärmebildung zusätzlich.

Manche Patienten schwören darauf, dass es bei ihnen zuverlässig eine «Grippe» abwenden würde, wenn sie bei den ersten

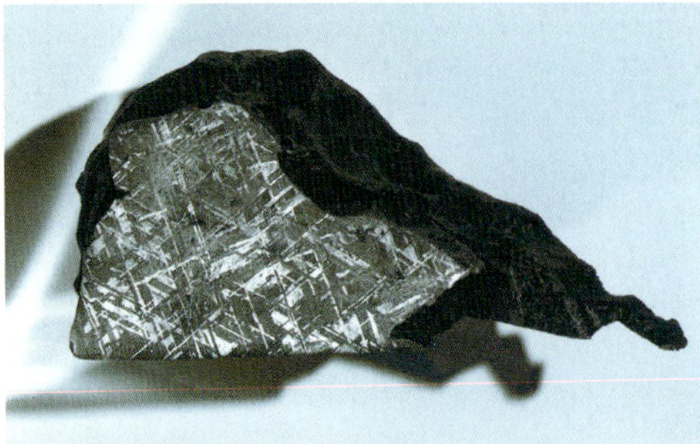

Meteoreisen

Symptomen einige Tropfen *Camphora* D3 nehmen, eine Zubereitung aus der Rinde des tropischen Kampferbaumes, die aromatisch-brennend schmeckt und oft ein Wärmegefühl im Bauch auslöst. Hartgesottene können auch die D2 versuchen.

Eisen bildet den Kern unseres roten Blutes, durch das Wärmebildung erst möglich wird, und so wundert es nicht, dass zentrale Symptome von Eisenmangel neben Müdigkeit, Infektanfälligkeit und Kältegefühle sind. Entsprechend sind auch eisenhaltige Arzneimittel der anthroposophischen Medizin und Homöopathie von großer therapeutischer Bedeutung, wie z.B. *Meteoreisen / Phosphor / Quarz* (von dem ich oft 4 x tgl. 5 bis 10 Globuli empfehle, wenn es gespritzt wird, hilft es allerdings noch besser) oder *Ferrum phosphoricum* D12, das bei Erkältungen das Fieber reguliert und den Kreislauf zu stützen vermag und auch in dem Grippemittel *Ferrum phosphoricum comp.* (Weleda) enthalten ist.

Eisen hat eine zentrale Stellung in der Vorbeugung und Behandlung

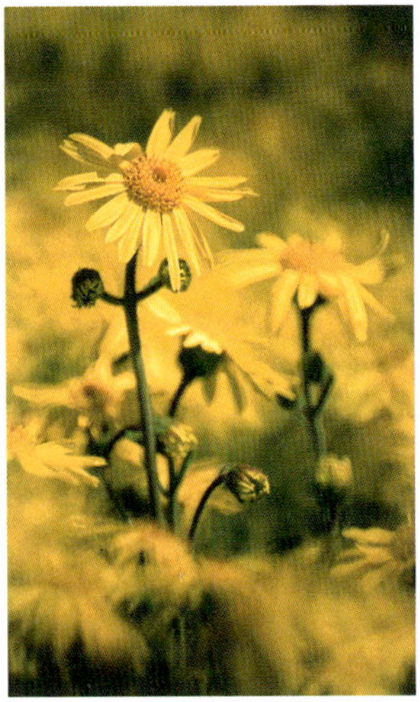

Arnica

Aufkommendes Fieber und Unwohlsein gleich mit Fieberzäpfchen und Schmerzmitteln zu unterdrücken, ist kontraproduktiv. Für eine Reihe von Infektionskrankheiten wurde gezeigt, dass dadurch die Komplikationsrate ansteigen kann. Besser ist es, individuell den Krankheitsverlauf mit homöopathischen und anthroposophischen Arzneimitteln zu unterstützen und zu leiten. Falls anhaltend hohes Fieber, schlechtes Befinden oder bedrohliche Symptome wie starke Kopfschmerzen, Atemnot oder Kreislaufschwäche nicht das Hinzuziehen eines Arztes erfordern, kann man sich hier mit Unterstützung entsprechender Literatur auch zunächst selbst helfen. Hier sei nur erwähnt, dass es bei allgemeinem Zerschlagenheitsgefühl oft hilft, *Arnica* (D6 bis D12) einzunehmen. Zur allgemeinen Behandlung im Zusammenhang mit Fieber finden Sie im vorangehenden Kapitel zahlreiche Hinweise.

Eine ausgezeichnete Maßnahme zur Anregung und Führung des Wärmeorganismus sind Senffußbäder. Man nimmt dazu in der Apotheke frisch gemahlenen schwarzen Senf und gibt davon etwa vier gehäufte Esslöffel auf einen Eimer mit lauwarmem Wasser (das Wasser darf allenfalls körperwarm sein!). Wenn alles kräftig nach Senf riecht, taucht man die Füße ein und lässt diese so lange im Wasser (maximal 10 Minuten), bis sie kräftig brennen und leicht gerötet sind. Bei Verletzungen oder Hautkrankheiten darf ein solches Fußbad natürlich nicht durchgeführt werden. Nach dem Bad muss man die Füße abspülen und ggf. mit einem Öl einreiben. Bettruhe ist anschließend erforderlich. Oft fühlt man sich nach einem solchen Bad im Kopf gleich viel freier, da die überschießend in den Kopf drängende Wärme, die Schleimhautschwellungen begünstigt, nach unten «abgeleitet» wird.

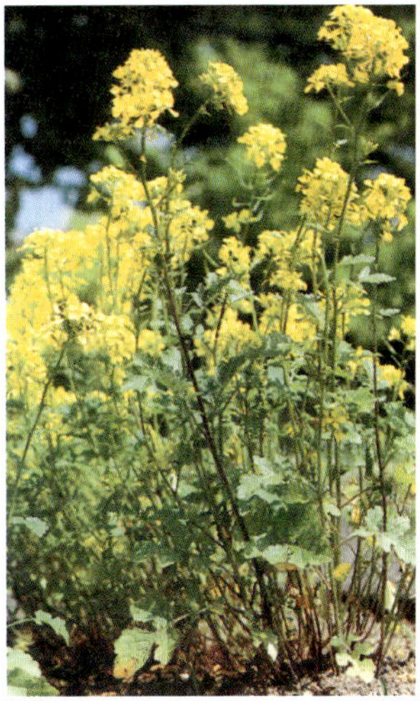

Senfpflanzen

Wenn man einmal wieder eine solche Erkältung durchgemacht und überwunden hat – wozu es auch gehört, die Krankheit richtig auszukurieren und nicht zu früh wieder zur Arbeit oder in die Schule zu gehen – ist man oft in einem wesentlich besseren Gesamtzustand als zuvor. Vielleicht gelingt es dann zudem, auch im Alltag zu mehr Ausgleich zu finden

Vertiefende Überlegungen und Behandlungshinweise finden Sie im Buch: *Grippe und Erkältungskrankheiten natürlich heilen*, das ebenfalls vom Autor des vorliegenden Buches in der aethera-Ratgeberreihe erschienen ist.

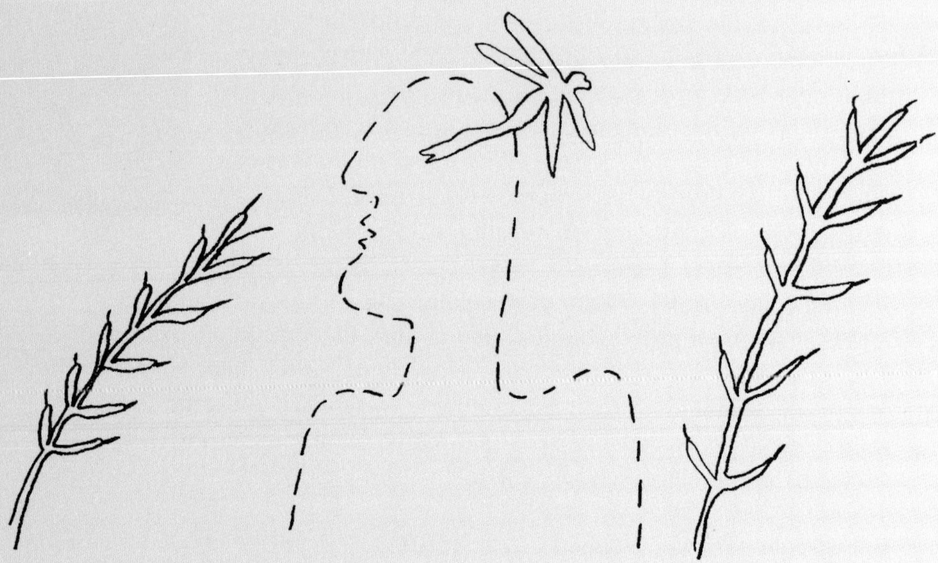

Heuschnupfen: Leben mit undichten Grenzen

Es war, als hätt der Himmel
Die Erde still geküsst,
Dass sie im Blütenschimmer
Von ihm nur träumen müsst.

Die Luft ging durch die Felder,
Die Ähren wogten sacht,
Es rauschten leicht die Wälder,
So sternklar war die Nacht.

Und meine Seele spannte
Weit ihre Flügel aus,
Flog durch die stillen Lande,
Als flöge sie nach Haus.

Joseph Freiherr von Eichendorff

Es ist Frühling. Was dem einen das Herz aufgehen lässt, verschließt manch anderem die Nase: Heuschnupfen. Wer schlimm betroffen ist, kann die Blütenpracht nur durch wohl verschlossene Fenster genießen. Auf den Blütenduft muss er verzichten, aber riechen würde er draußen ohnehin nichts, die einzige Wahrnehmung, die seine Nase vermittelt, ist das Brennen ihrer Schleimhäute.

Heuschnupfen beeinträchtigt die Sinne im Kopf

Charakteristischerweise sind es die Sinne im Kopf, die vom Heuschnupfen beeinträchtigt werden. Eigentlich sollte im Sinnesorgan eine Scheidung stattfinden, die materielle Substanz der Welt findet an ihm eine Grenze zum Inneren des Leibes, ein unwägbarer «geistiger» Gehalt der Welt tritt aber herein und wird zur Wahrnehmung. Das Fenster, hinter dem der Allergiker geschützt ist, ersetzt ihm diese offenkundig beeinträchtigte Fähigkeit, Licht tritt jedoch hindurch. Wenn die Trennung vom Gehalt der Welt (den unsere Sinne wahrnehmen) und ihrer Substanz (welche das Fenster abhält) nicht im Leib gelingt, muss sie künstlich geschaffen werden. Die Grenzen des Allergikers sind undicht. Da Fremdes aber nicht in uns eindringen darf, müssen jetzt alle Reserven mobilisiert werden. Die laufende Nase, das tränende Auge versuchen auszuspülen, was nicht hineingehört. Das Niesen soll dieses Fremde (meist in Gestalt von Pollen) herauswerfen, das Zuschwellen der Eingänge neuen Andrang des bedrohlichen Fremden von außen verhindern.

Die überhandnehmenden Sekretionsvorgänge sind im Bereich des Kopfes krankhaft. Im «unteren Menschen», unterhalb des Zwerchfells, im Bauchraum, wären ähnliche Vorgänge dagegen ganz normal. Wie kommt es zu diesen krankhaften Verschiebungen?

Die Heuschnupfenrate steigt durch Umweltgifte und Verschmutzung stetig an

Die Häufigkeit des Heuschnupfens hat in den letzten 100 Jahren enorm zugenommen. Aus statistischen Erhebungen weiß man, dass daran z. B. Abgase Mitschuld haben. Diese – wie z. B. das bodennahe Ozon – greifen die Schleimhäute an und machen sie dadurch durchlässiger. Rußpartikel heften sich aber auch an die Pollenkörner, die auf diese Weise aggressiver wirken. Aber auch die inneren Voraussetzungen haben sich geändert. Im Brockhaus von 1894 heißt es noch, dass das Leiden «nur Stadtbewohner» befalle, auch glaubte man damals, dass im Wesentlichen nur «Intellektuelle» (und meist Männer) betroffen seien. Heute gibt es immer noch ein Stadt-Land-Gefälle, manche besonders schwere Allergien entstehen aber gerade auf dem Bauernhof, der allerdings auch ganz anders aussieht als vor 100 Jahren, wenn man bedenkt, dass der Bauer nicht mehr die Sense schwingt, sondern oft in der voll klimatisierten Kanzel des Mähdreschers, beschallt von kräftiger Musik, über das Feld fährt, auf das in den vorangegangenen Monaten Massen von Chemikalien ausgegossen wurden.

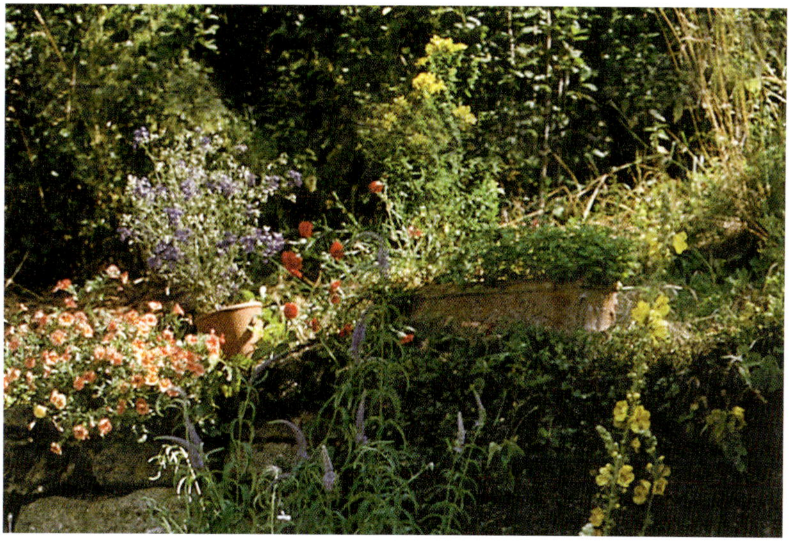

Nicht für alle ist der Anblick oder der Spaziergang durch eine Blumenwiese mit Freude verbunden.

Betätigung der Gliedmaßen und eine Kräftigung der Verdaungstätigkeit bessert die Symptome des Heuschnupfens

Tatsächlich wird der Heuschnupfen durch kräftige Betätigung der Gliedmaßen meist sofort besser. Ganz besonders gut hilft Heileurythmie, die ja ebenfalls eine Gliedmaßenbetätigung darstellt. Verblüffend wirksam und in der Praxis als «Notfallmaßnahme» einsetzbar ist die E-Übung, die im Kapitel über Frühjahrsmüdigkeit (siehe Seite 64 f.) geschildert wird.

Ein weiterer statistischer Zusammenhang ist aufschlussreich. In der ehemaligen DDR waren allergische Erkrankungen viel seltener. Nachprüfungen haben ergeben, dass wahrscheinlich dazu beigetragen hat, dass die DDR-Bewohner mehr Wurmkrankheiten hatten. Hier musste sich der Organismus intensiv mit der Abwehr von Parasiten beschäftigen, die einzudringen versuchten. Dies bewirkte eine Stärkung der Abgrenzungsfähigkeit. Eine gewisse Rolle mag auch spielen, dass das Lebenstempo ruhiger gewesen ist und überwiegend ein Grundgefühl gesicherter Existenz bestand.

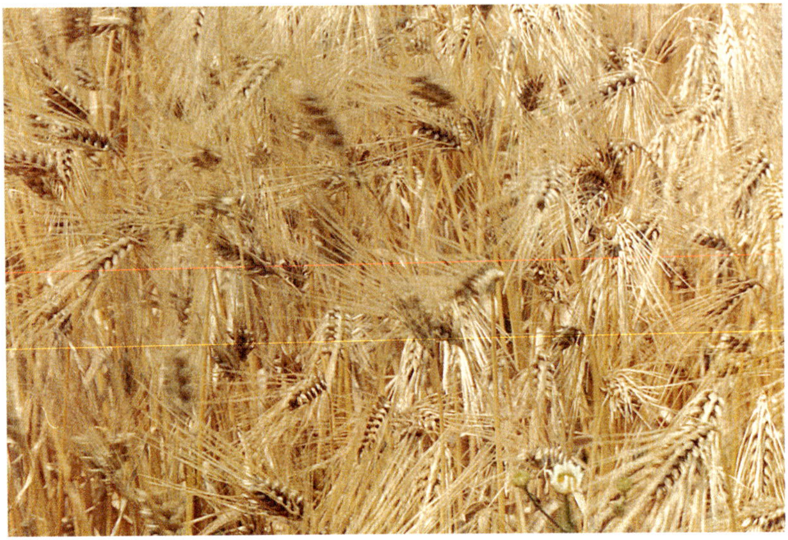

Getreidepollen sind eine häufige Ursache von Heuschnupfen. In potenzierter Form können sie ihn jedoch lindern oder sogar heilen.

Bittermittel regen die Verdauung an

Eine Kräftigung des «unteren Menschen», der Verdauungsfähigkeit, der Gliedmaßenaktivität, fördert die Kräfte in uns, die der Überwindung der Außenwelt dienen. Der obere Mensch wird hierdurch entlastet. Im Einzelfall können verschiedene Medikamente dazu nötig sein, um die Form- und Überwindungsvorgänge zu unterstützen. Bittermittel, welche die richtige Verdauungsfähigkeit anregen, sind oft hilfreich.

Quarz ist eines der zentralen Heilmittel

Denkt man daran, dass die «Fenster» der Sinnesorgane beim Allergiker ihre Aufgabe nicht richtig erfüllen, so mag es nicht wundern, dass *Quarz*, aus dem Glas ja gemacht wird, in verschiedenen Formen ein zentrales Heilmittel ist.

Schließlich hat eine pharmazeutische Zubereitung aus Zitronen und Quitten, wie sie ursprünglich von Rudolf Steiner zur Behandlung des Heuschnupfens empfohlen wurde (*Gencydo*, Weleda oder *Citrus / Cydonia*, Wala), oft nachhaltige Wirkung, wenn eine Kur damit schon im Winter begonnen wird.

Eigenbluttherapie

Ebenfalls im Winter muss man eine Behandlung mit potenziertem Eigenblut beginnen. Der Arzt nimmt dann einen Tropfen Blut ab, der in 5 ml destilliertem Wasser gelöst wird. Arzt oder Apotheker stellen daraus eine homöopathische Potenz C5 her, von der man 10 Minuten vor dem Frühstück 3 Tropfen nehmen und pur auf der Zunge lassen sollte. Wenn das Arzneifläschchen fast leer ist, kann die C7 aus den letzen Tropfen hergestellt werden, die man in der Regel nur noch zweimal die Woche einnimmt.

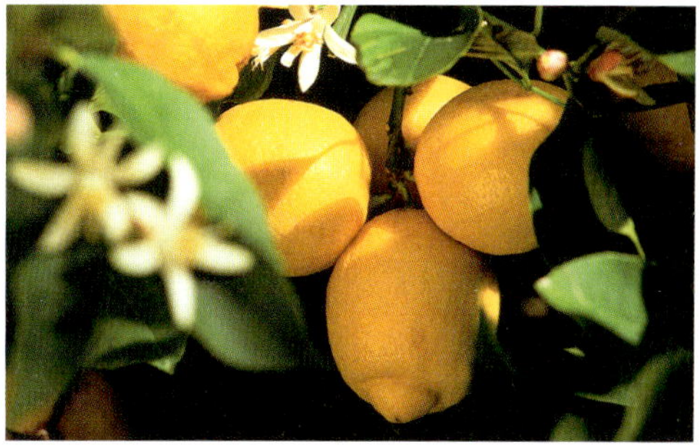

Zitrone

Auch wenn es recht zuverlässig ist, hilft auch potenziertes Eigenblut im Wesentlichen nur vorbeugend. Ist der Heuschnupfen bereits da, so hilft z.B. das «Heuschnupfenmittel» (DHU) relativ gut, das aus zwei homöopathisch potenzierten Pflanzen zubereitet ist.

Wir haben gesehen, dass Beschwerden im «oberen Menschen» oft durch einen Behandlungsansatz unterhalb des Zwerchfells gelindert werden. Wenn dieser Erkrankung der warmen Jahreszeit durch Behandlung im Winter vorgebeugt wird, spielen also auch in zeitlicher Hinsicht polare Behandlungsprinzipien eine Rolle.

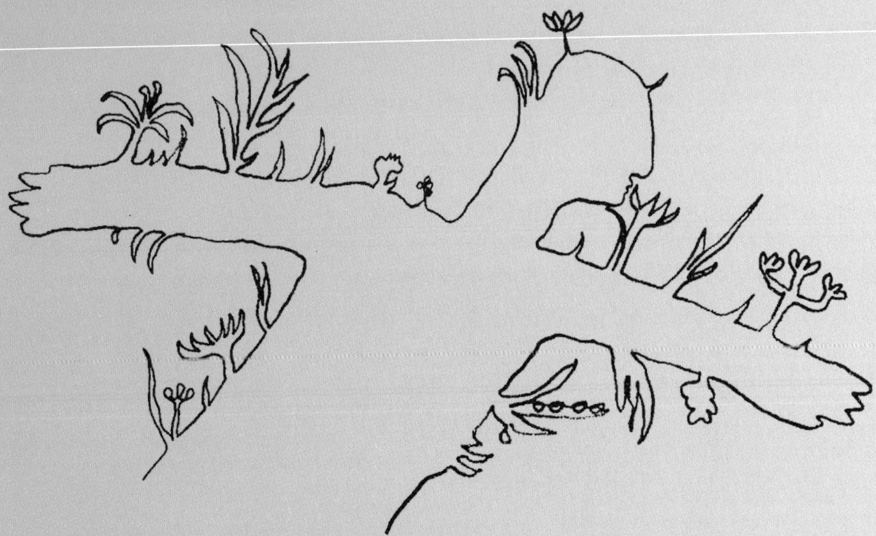

Frühjahrsmüdigkeit: Intensives Mitgehen mit den Naturerscheinungen

Bushôsa ya
Kaki-okosareshi
haru no ame

Altersmüdigkeit –
Sie riefen umsonst, mich zu wecken
Bei diesem Frühlingsregen!

Bashô

Frühjahrsmüdigkeit – Schläfrigkeit während die Natur erwacht

Das Gefühl, ständig müde zu sein, kann individuell ganz verschiedene Ursachen haben. Tatsächlicher Schlafmangel – aber auch zu viel Schlaf – anhaltend einseitige Tätigkeit (am Fließband, am PC ...), Folgen unausgewogener Ernährung, aber auch eine Organerkrankung oder Depression können zu Grunde liegen. Zur Zeit des heraufziehenden Frühjahrs klagen aber so viele Menschen über Erschöpfungs-, Trägheits- und Müdigkeitsgefühle, dass hier ein überindividueller Grund angenommen werden muss, auch wenn kein medizinisches Lehrbuch die «Frühjahrsmüdigkeit» nennt.

Die Betroffenen leiden besonders darunter, dass sie gerade dann, wenn die Natur scheinbar erwacht, der Schnee schmilzt, die Schneeglöckchen und Winterlinge blühen, die Knospen zum Platzen gespannt sind, sich von Trägheit übermannt fühlen.

Der Mensch befindet sich während des Schlafes in der Aufbauphase, während des Tages hingegen in der Abbauphase

In vergangenen Zeiten war bei uns – und ist es heute noch in manchen Gegenden der Welt – das Frühjahr eine Zeit des Mangels. Die Wintervorräte waren erschöpft oder verdorben, die trächtigen Ziegen und Kühe gaben keine Milch mehr und bis zum Heranwachsen des ersten Gemüses drohte Hunger. Heute ist dies bei uns ganz anders. Die quantitative Nahrungsversorgung lässt selten zu wünschen übrig, aber auch der Nahrungsüberschuss macht träge und müde. Wachheit, Bewusstsein, Initiativentfaltung ist für uns an den Abbau von Substanz gebunden. Am Tag, im Wachen verwandeln wir Substanz in Wärme, lösen wir Materie in freie Energie auf, die zur Tat zur Verfügung steht. Den umgekehrten Vorgang vollzieht die Pflanze, die aus dem gewichtlosen Licht, aus Wasser und Luft in einem tief unbewussten und geheimnisvollen Vorgang Substanz aufbaut. Beim Menschen dominieren Aufbauprozesse in der Phase des Schlafes, hier nimmt z.B. die Leber an Gewicht zu und finden generell Wachstumsvorgänge statt (sogar das Wachstumshormon wird nachts ausgeschüttet). Unter diesem Gesichtspunkt kann die Frühjahrsmüdigkeit als zu starkes Mitgehen mit den Naturerscheinungen, als Überwiegen von Aufbau- und Schlafprozessen erscheinen.

Um diese Müdigkeit zu überwinden, müssen die abbauenden Vorgänge im Organismus unterstützt werden. Dies erklärt den Charakter der traditionellen «Frühjahrskuren», die umfassend auf eine Anregung von Abbau und Ausscheidung zielen.

Auch das Fasten, die Verinnerlichung in der Passionszeit sind Übungen, die gerade dann, wenn das Frühjahr machtvoll die Natur verwandelt, im Menschen einen gegenläufigen Impuls setzen.

Zum Überwinden der Müdigkeit müssen die abbauenden Vorgänge im Organismus unterstützt werden

So besteht ein erster entscheidender Schritt in einem Zurücknehmen der Zufuhr von außen, im Fasten. Wenn keine Zuckerkrankheit, keine Diät erfordernde Stoffwechselstörung oder auszehrende Erkrankung besteht, ist fast jedem Menschen ein kurzes Fasten – z.B. an einem Wochenende – im Frühjahr zu empfehlen. Längeres Fasten ist nicht für jeden geeignet und erfordert bewusste Vorbereitung sowie ärztliche Begleitung. Wichtig ist es, reichlich Flüssigkeit in Form von Wasser oder Kräutertees (besonders geeignet ist

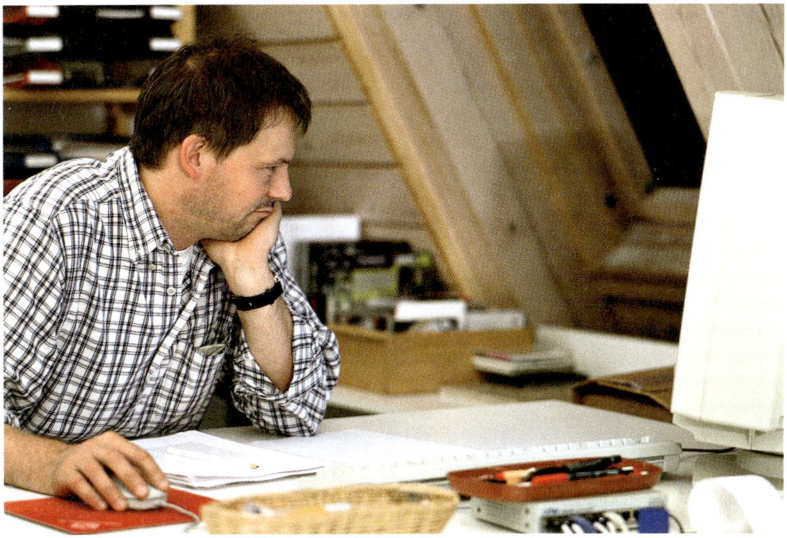

Ständige Müdigkeit hat verschiedenste Ursachen.

Birkenblätter- oder Brennesseltee) zu sich zu nehmen. Obstsäfte sollten allenfalls in geringem Umfang genossen werden, da zu reichlicher Zuckerkonsum ebenfalls müde macht. Geringe Mengen an Säften aus (Wurzel-)Gemüse können dagegen hilfreich sein. Mindestens einmal am Tag sollte eine Gemüsebrühe getrunken werden, um Mineralstoffe zuzuführen und einer «Übersäuerung» entgegen zu wirken. Wenn man das Fasten beendet oder unterbricht, sollte man dem Darm nicht zu viel auf einmal zumuten. Man beginnt z.B. mit etwas Joghurt, kann dann einen gut gekauten Apfel und schließlich schwach gesalzenen Reis folgen lassen. Wichtig ist, auf gutes und kräftiges Kauen zu achten, dies ist der erste Abbauprozess am Beginn der Verdauung. Wer möchte, kann noch ein paar Reistage nachfolgen lassen. Vor allem Menschen mit Neigung zu Flüssigkeitseinlagerungen und hohem Blutdruck haben davon großen Nutzen.

Fasten als gegenläufiger Impuls zur wachsenden Masse der sich bildenden Natur

Bitteres fördert Abbau und Wachheit

Es ist immer wieder erstaunlich, wie sehr Fasten – eine Zurücknahme der Menge und Vielfalt des Essens die Wahrnehmungsfähigkeit für Geschmacks- und Qualitätsunterschiede steigert, wie man lernt, das Essen wieder zu genießen. Auch hinsichtlich anderer Eindrücke kann man «fasten», z. B. durch bewussten Verzicht auf Fernsehen etc. und vermag dann auch hier erleben, dass die Wahrnehmungsfähigkeit, z.B. für die Feinheiten der Farbabstufungen eines Sonnenaufganges, für die Entwicklungsprozesse einer Pflanzen u. a., eine beachtliche Intensivierung erfahren kann.

Eine der wirksamsten Möglichkeiten Abbau und Wachheit zu fördern, ist der Genuss von Bitterem, da hierdurch die Verdauung und damit Abbauprozesse angeregt werden. Berühmt ist der bittere Kräuterschnaps nach fettreichem Essen, der durch das alkoholfreie *Bitterelixier* (Wala), das aus Enzian, Wermut, Ingwer und Pfeffer hergestellt wird, ersetzt werden kann, denn auch Alkohol dämpft und macht somit müde.

Alle Kräuter, die für «Frühjahrskuren» als Salatzusatz empfohlen werden, schmecken mehr oder weniger bitter. Zu nennen sind hier die kleinen Sprosse von Löwenzahn, Schafgarbe, Gänsefingerkraut oder Spitzwegerich. Sehr wirksam sind auch junge Brennesselblätter, die aber gehackt werden müssen, damit ihre Brennhaare nicht in die Zunge stechen.

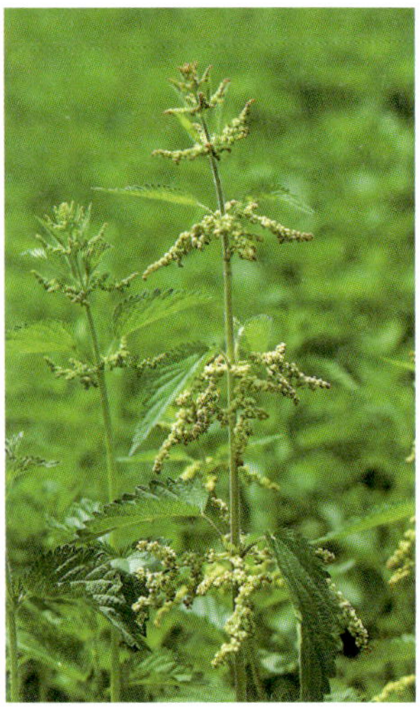

Brennessel

Will man eine Einzelheit wach erfassen, so konzentriert sich das Bewusstsein auf diesen einen Punkt. Handelt es sich um einen Gegenstand der Außenwelt, den man erfassen möchte, so kreuzen sich in ihm die Sehachsen. Eine eurythmische[5] Bewegungsübung (die E-Übung), welche eine Extremitätenüberkreuzung in einem Punkt herbeiführt, hat ebenfalls die Wirkung, Wachheit und Gedankenklarheit zu fördern, indem sie zu einer intensivierten Leibwahrnehmung verhilft. Die kreuzgegenständigen Blätter der Brennessel bilden ebenfalls gleichsam eine E-Gebärde – bereits in der Natur finden wir also ein Vorbild für selbstgeführte Aktivitäten.

Es macht Freude, Kräuter für die Frühjahrskur selbst zu sammeln, infolge unzureichender botanischer Kenntnisse kommt es aber immer wieder zu Verwechslung mit Giftpflanzen. Man sollte also nur diejenigen der genannten Kräuter sammeln, die man wirklich gut kennt oder einen Erfahrenen um Rat fragen. Wer keine Gelegenheit zum Selbstsammeln hat, kann bittere Gemüse wie Radicchio oder Chicorée zubereiten, das sind Sprossknospen von Pflanzen, die aus der Wegwarte gezüchtet wurden, einer Pflanze, der in der anthroposophischen Medizin eine große Rolle bei der Behandlung des Stoffwechsels zukommt.

Bitterkräuter und -gemüse können auch demjenigen gegen die Frühjahrsmüdigkeit helfen, der sich nicht zum Fasten entschließen kann. Auch eine halbe Grapefruit zum Frühstück kann hilfreich sein.

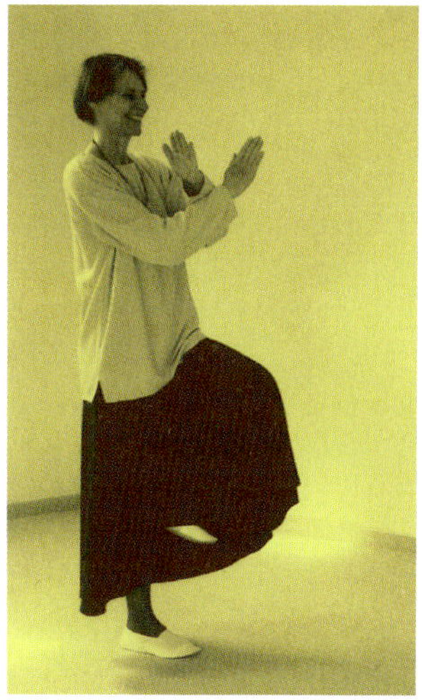

Die E-Übung in der Eurythmie fördert Wachheit und Klarheit.

Neben der Regelung der Ernährung ist ein bewusstes Pflegen der Gliedmaßenaktivität von entscheidender Bedeutung. Die dumpfe Frühjahrsmüdigkeit fällt sofort von einem ab, wenn man einen Berg besteigt, Holz hackt, den Komposthaufen umsetzt oder einen Dauerlauf unternimmt. Nach einiger Zeit ermüdet man auch hierbei, der Charakter der Müdigkeit ist aber anders, wenn man sich zuvor ganz mit dem Leib verbunden und ihn mit selbst freigesetzter Wärme durchströmt hat.

In der zarter wirkenden Bewegung der Eurythmie kann ebenfalls erlebt werden, dass die Glieder warm und der Kopf «hell» werden. Hat man einige Übungen gelernt (z. B. die erwähnte E-Gebärde, einige «Stoffwechselübungen» oder die «seelischen Übungen»), so kann man am Morgen oder in Ermüdungsmomenten während des Tages mit ihrer Hilfe Kraft schöpfen und zu Klarheit und Wachheit finden. Nicht nur im Frühjahr kann man so zum gesunden Gleichgewicht von Auf- und Abbau, Schlafen und Wachheit beitragen.

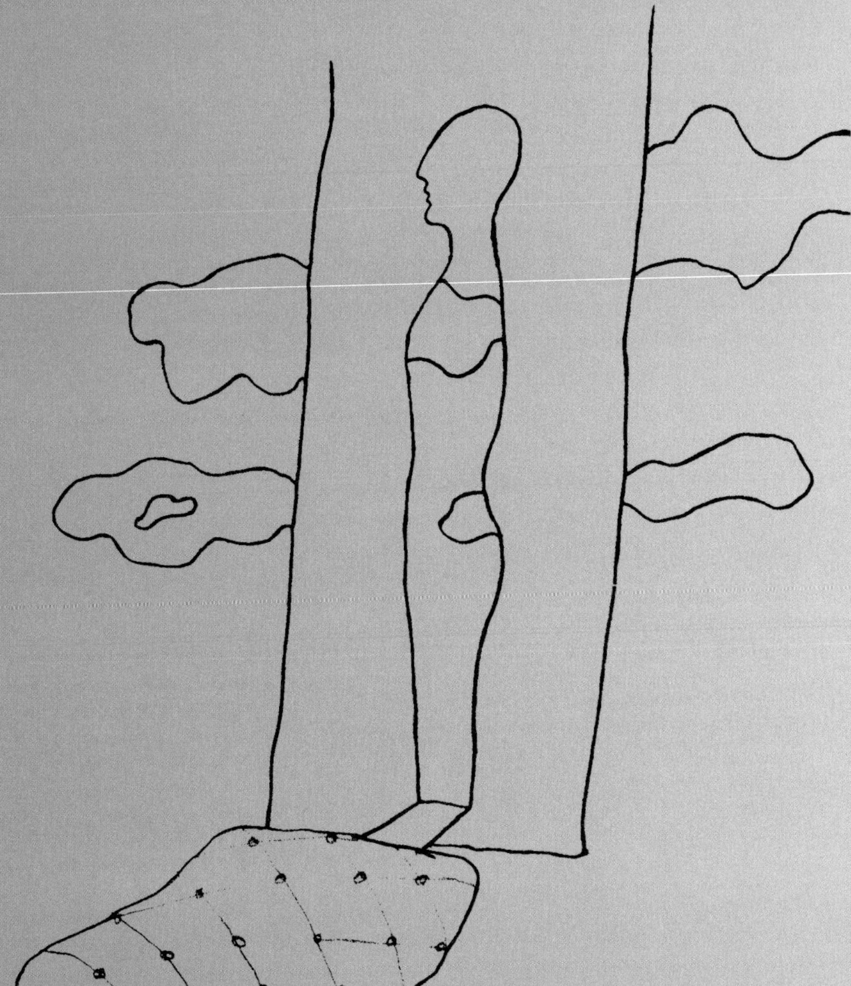

Schlaf und Schlaflosigkeit

Im weißen Glanz, im Flammenlicht von Sternen
erwacht Erinnerung ans Paradies.
Hell ist mein Schlaf. Es heilt das dunkle Sinnen
in deines Schweigens wunderbarer Nacht.
O, du, den kein Gedanke je gedacht,
wie ich vergehe, fühl' ich dich beginnen.

Hans Schauder

Schlaf als Lebensnotwendigkeit

Schlafen tut gut, auch wenn Edison sich über diese «Zeitverschwendung» ärgerte und deshalb die Glühbirne erfand. Wenigstens ein Stück weit wollte er die Nacht zum Tage machen. Hierauf würden diejenigen gerne verzichten, die unter einer Schlafstörung leiden. Etwa die Hälfte der Deutschen sind mehrere Wochen im Jahr davon betroffen.

Zum Schlaf gibt es eigene Zeitschriften und Forschungsinstitute. Viele Einzelheiten sind über ihn bekannt, sogar dass der Mensch stirbt, wenn er dauerhaft überhaupt nicht schläft. Es entgleisen dann die lebenswichtigen Rhythmen, die den Leib durchziehen, vom Herzschlag über die Atmung bis zu den rhythmisch geordneten hormonellen Vorgängen. Sie werden durch regelmäßigen Schlaf wechselseitig aufeinander abgestimmt. Von den tieferen Gründen, derentwegen wir schlafen müssen, weiß ein kleines Kind allerdings nicht weniger als ein über tausendseitiges Buch: «Schlaf entmüdet», so wird der Stand der Erkenntnis darin zusammengefasst.

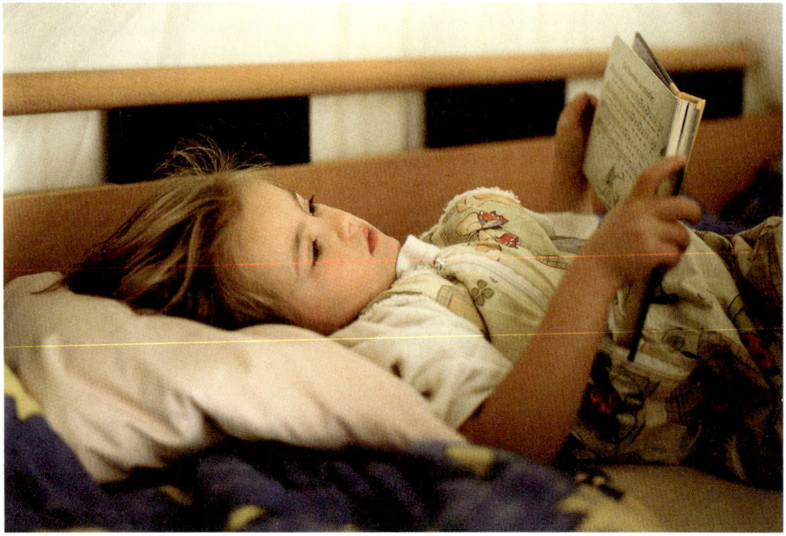

Rituale, wie z.B. das Erzählen einer Geschichte vor dem Einschlafen, sind wichtig – nicht nur für Kinder.

Rituale zum Abschluss des Tages schaffen

Viele Kinder wissen aber noch mehr. Für sie gehört ein Ritual fest zum Abschluss des Tages: Die Gute-Nacht-Geschichte, das Lied oder das Gebet. Sie sind sicher, dass sie nun die Alltagswelt verlassen und in eine ganz andere Welt gehen werden, die gut ist, wo sie «die Engel» erwarten oder gar «der liebe Gott».

Rudolf Steiner beschreibt,[6] dass im Schlaf nur der Leib im Bett liegt, andere Schichten des Menschen, die ihn tagsüber wach erlebend und gestaltend sein ließen, jetzt aber nicht einfach ausgelöscht sind, sondern Begegnungen mit ihrer Ursprungswelt haben, wovon manchmal kleine Kinder noch erzählen. Der Mensch braucht diesen Pendelschlag zwischen tätiger Tageswelt und Ursprungsbegegnung, aus welcher Erfrischung und neue Impulse kommen, die er am Morgen mitbringt.

Wie viel Schlaf man braucht, ist sehr verschieden. Der Säugling schläft noch ca. 2/3 des Tages, während der alte Mensch dies auch ohne Krankheit flacher, kürzer und unterbrochener tut als im mittleren Erwachsenenalter, in dem etwa 6 1/2 bis 9 Stunden Schlaf als Normalmaß gelten. Ein Trost für alle Schlafgestörten und Kurzschläfer aber ist: Zu viel Schlaf ist ungesund (worauf auch Rudolf Steiner schon hinwies). Nicht nur können schwere Depressionen durch Schlafverkürzung geheilt werden, amerikanische Wissenschaftler haben sogar herausgefunden, dass zu viel Schlaf regelrecht krank macht. Vor allem die Gefahr an Krebs zu erkranken und einen Herzinfarkte zu erleiden, werden häufiger. Wer nur 7 Stunden schläft soll 12 % länger leben als jemand, der 8 Stunden und mehr schläft – und er hat (ganz im Sinne von Edison) auch mehr Zeit zur bewussten Verfügung. 6,5 Stunden sollen ein Optimum darstellen.

Die benötigte Schlafdauer ist vom einzelnen Menschen abhängig

Zuviel Schlaf schadet

Dennoch sind Schlafstörungen, deren Ursachen vielfältig sind, lästig. Schlafen und Wachen stehen im Gleichgewicht zueinander. Deshalb gilt: Nur wer tags richtig wach war, kann nachts gut schlafen. Wenn man den Mittagsschlaf weglässt, sich mindestens einmal kräftig körperlich betätigt und ebenso konsequent wenigstens einmal gründlich nachdenkt, geht es nachts meist schon besser.

Schlafen und Wachen bedingen einander in ihrer Qualität

Wichtig ist es, abends rechtzeitig die Alltagsroutine zu beenden und noch etwas ganz anderes zu tun: Mit den Kindern spielen, ein Gespräch mit dem Partner führen, ein Buch lesen, einen Spaziergang machen und bei all dem zu versuchen, etwas Neues zu entdecken.

Rechtzeitiges Beenden der Alltagsroutinen

Ein schwieriges Problem stellt eine unrhythmische Lebensweise durch Fernreisen (Jetlag) oder Schichtdienst dar. In diesen Fällen hat die möglichst regelmäßige innere Vorbereitung auf den Schlaf, ähnlich den Ritualen vorm zu Bettgehen der Kinder, besondere Bedeutung. Vorübergehend kann es auch helfen, wenn vor dem Schlafen ein hoch dosiertes (1 mg) Vitamin-B12-Präparat genommen wird, das die Aufbauvorgänge im Stoffwechsel anregt und so schlaffördernd sein kann.

Wichtig ist auch die Schlafumgebung: Geräusche können sehr stören, ebenso zu viel Licht (Mond, Straßenlaterne!). Oft ist auch ein falsches Bettklima für gestörten Schlaf verantwortlich. Die Matratze sollte möglichst unterlüftet sein, die Bettdecke morgens Zeit

Die Schlafumgebung ist ein entscheidender Faktor

haben, ganz auszutrocknen und abzukühlen. Bis zu einem halben Liter Flüssigkeit werden nachts über die Haut abgegeben! Nur ein ganz trockenes Bett wärmt ausreichend, die Atemluft darf dagegen eher kühl sein. Beim Erwachenden zieht sich die Wärme im Körperinneren zusammen und die Glieder werden kühl, im Schlaf durchströmt die Wärme dagegen den ganzen Leib. Bleiben kühle Stellen, kann das zum Aufwachen führen. Oft kann deshalb ein Schaffell im Bett hartnäckige Schlaflosigkeit beseitigen.

Rückblick auf den vergangenen Tag

Man sollte am Abend kurz auf den Tag zurückschauen, ohne sich in den durchlebten Seelenstimmungen zu verfangen. Der sicherste Weg, nicht einzuschlafen, ist es, den Schlaf herbei zu sehnen. Oft ergibt sich ein Teufelskreis aus dem Gefühl, jetzt einschlafen zu müssen, um am nächsten Tag «fit» zu sein, und einem immer geringeren Vermögen, es zu können. Oft kommt der Schlaf dann gerade unerwartet, beim Lesen, vor dem Fernseher oder gar beim Autofahren.

Das Gebet kann eine Hilfe sein, in die Welt des Schlafs einzutreten. Wem dies fremd ist, der kann sich eine ruhige, schöne Landschaft vorstellen, die er betritt. Studien haben gezeigt, dass mechanisches «Schafezählen» den Schlafbeginn sogar verzögert, die Vorstellung eines gluckernden Baches im Sonnenschein oder eines Meeresstrandes mit rhythmisch anrollenden Wellen dagegen die Zeit bis zum Einschlafen verkürzt.

Ab dem Nachmittag auf anregende Substanzen verzichten

Selbstverständlich sollte, wer zu Schlaflosigkeit neigt, spätestens ab dem Nachmittag auf anregende Substanzen wie Kaffee, schwarzen Tee, Cola, Kakao oder Schokolade verzichten. Eine Tasse Melissen- oder Hopfentee kann das Einschlafen unterstützen, ebenso ein Glas alkoholfreies Bier.

Suchtgefahr bei chemischen Schlafmitteln

Chemische Mittel lassen zwar den Schlaf schneller kommen, sie stören aber meist seine innere Rhythmik, verhindern das Träumen – schließlich erwacht man müde und unerholt. Bei älteren Menschen erhöhen sie die Gefahr zu stürzen, mindern oft die geistige Leistungsfähigkeit und können die Lebenserwartung (z.B. infolge der Stürze) verringern, zudem machen viele dieser Präparate süchtig. Arzneien aus Passionsblume, Baldrian, Hopfen und Melisse können dagegen sinnvoll sein, sehr gut ist oft auch ein Elixier aus Rosenblüten.

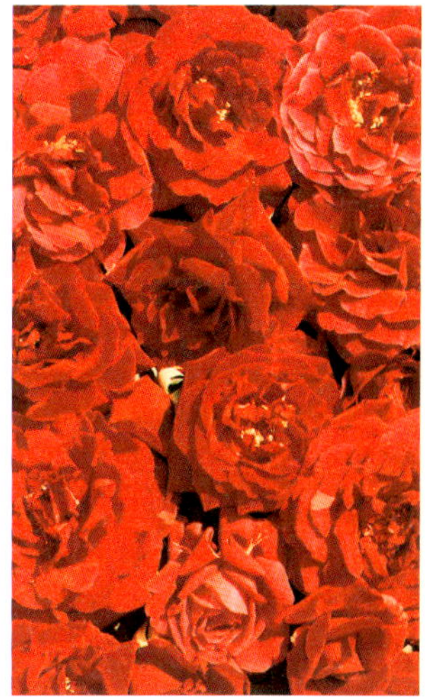

Rosen

Wacht man nachts auf, so ist es gut, gelassen zu bleiben. Oft schläft man nach dem Wasserlassen und dem Trinken von einem Schluck Wasser rasch wieder ein. Kommt der Schlaf trotzdem nicht, so mag man sich trösten: Schlaflosigkeit kann auch ein Segen sein. Viele entscheidende Gedanken, Entdeckungen, ja Werke der Weltliteratur sind schon in Stunden der Schlaflosigkeit entstanden.

Ist der Schlaf regelmäßig gestört und tritt tags Müdigkeit und Erschöpfung auf, so sollte man den Arzt aufsuchen. Manchmal kann er mit einfachem Rat helfen, ab und an ist die Schlaflosigkeit Hinweis auf eine beginnende Organstörung. So stellt sich z. B. die Leber gegen 3 Uhr vom Substanzaufbau zu -abbau und Gallebildung um. Erwacht man immer um diese Zeit, so kann die Gabe eines homöopathischen Lebermittels die richtige Maßnahme sein. Wenngleich hier ein Arzt oder Therapeut auf die jeweils individuelle Ausprägung eingehen sollte, helfen oft z. B. *Hepatodoron* (Weleda), *Anagallis comp.* (Wala) oder auch *Sulfur* oder *Kalium carbonicum* in potenzierter Form.

Schlaflosigkeit kann auf eine beginnende Organstörung hinweisen

Auch Hitzewallungen, die nicht schlafen lassen und Frauen in den Wechseljahren beeinträchtigen, können medikamentös gebessert werden, ebenso gehäuftes Wasserlassen durch eine Herz- oder Prostataerkrankung.

Eine häufige Ursache gestörten Schlafs – aller Beteiligter – ist auch das Schnarchen. Diese nächtliche Atemstörung kann den Charakter einer Krankheit haben und selbst ein Risiko, z. B. für Herzleiden, darstellen. Oft kann das Schnarchen schon durch einfache Maßnahmen, wie Reduzierung des Gewichts oder Alkoholverzicht, wesentlich gebessert werden. Auch eine Depression als (häufige!) Ursache schwerer Schlafstörungen darf nicht übersehen werden. Wie erwähnt kann Letztere oft gerade dadurch gebessert werden, dass man aktiv die Schlafzeit reduziert.

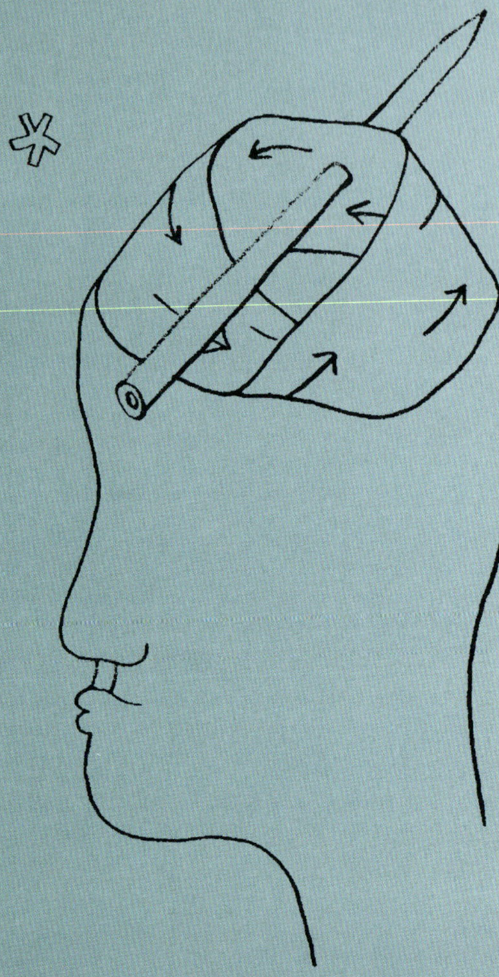

Depression und inneres Licht

Schaue das steigende Licht,
auf dass dein Dunkel versprühe.
Er, der das Brot mit dir bricht,
kommt mit dem Meerwind der Frühe.

Senke die Netze der Nacht,
lasse den Abgrund sie nähren …
morgens ans Ufer gebracht,
wird Er was sein ist verklären.

Er, der die Meere durchdringt,
Er, dem die Wolken ein Kleid,
der alle Tiefe beschwingt,
macht dich zum Wachen bereit.

Hans Schauder

Die äußere Natur beeinflusst auch unsere Gemütsverfassung

Auch im Oktober gibt es noch wunderbare Tage, an denen die Sonne das Herbstlaub aufleuchten lässt, aber danach ist nicht zu übersehen, dass wir auf die dunkle Jahreszeit zugehen. In der Natur setzt Rückzug und Sterben ein, das Wetter wird trüb und die Sonnenstunden rar. Während wir uns von der Sommerstimmung gerne mitreißen lassen, können wir die Naturstimmung des Herbstes nicht mehr einfach weiter mitvollziehen. Vielmehr gilt es, der äußeren Dunkelheit inneres Licht entgegenzusetzen. Doch jeder spürt mehr oder weniger eine Abhängigkeit der Seelenstimmung von der äußeren Natur; kaum jemand, der am Morgen nicht beschwingter aufwachen würde, wenn die Sonne scheint.

Wir können uns seit der Erfindung der Glühlampe und Leuchtstoffröhre eine «Pseudosonne» ins Haus holen und dadurch unsere Tage verlängern – dieselbe positive Wirkung auf unsere Stimmung

Künstliche Lichtquellen können unsere Gesundheit und unser Wohlbefinden beeinflussen

wie das natürliche Sonnenlicht haben diese künstlichen Leuchtkörper aber nicht. Der frühere Direktor der Universitätsaugenklinik in Würzburg, Prof. Fritz Hollwich, hat in umfangreichen Studien herausgefunden, dass Menschen, die in ausschließlich künstlich beleuchteten Büros und Fabrikhallen arbeiten, infektanfälliger, reizbarer und depressionsgefährdeter sind als Menschen, welche die Sonne erleben können. Ja, er zeigte sogar, dass vorwiegende Beleuchtung mit konventionellen Leuchtstoffröhren zu ernsthaften Hormonstörungen führen kann.

Darüber hinaus zeigen psychiatrische Untersuchungen, dass bis zu jeder achte Mensch im Lauf seines Lebens eine so genannte «Winterdepression» entwickelt. Die davon Betroffenen fühlen sich in der dunklen Jahreszeit abgeschlagen, energiearm und müde. Sie essen in dieser Zeit meist mehr als sonst und legen sich so einen «Winterspeck» zu. Im Frühjahr vergehen alle diese Erscheinungen dann wie ein Spuk. Für diese besondere Depressionsform wurde die «Lichttherapie» entwickelt, bei der die Patienten täglich für einige Zeit kräftigem Licht ausgesetzt werden, das der Farbqualität des Sonnenlichts möglichst gut angenähert ist. Tatsächlich ist diese Behandlung mit äußerem Licht oft erstaunlich wirksam.

«Lichttherapie» zum Überwinden der Winterdepression

Starke Hinwendung zu Vergangenem kennzeichnet depressive Stimmungen, die Initiativkraft erlahmt

Bei einer Depression ist die Stimmung gedrückt, in schweren Fällen klagen die Kranken über vollständige Gefühllosigkeit oder geben an, sich wie versteinert zu fühlen. Die Initiativkraft erlahmt, sodass manchmal die einfachsten Verrichtungen unmöglich werden oder der Betroffene, der zunehmend die Beziehungsfähigkeit zur Außenwelt verliert, gar nicht aus dem Bett aufsteht. Oft ist das Denken an die Vergangenheit gebunden, kann sich der Depressive nicht von Gedanken an Schuld und Versagen lösen. Nun ist es für die Entwicklung des Menschen notwendig, sich seinen dunklen Seiten zu stellen. Wenn ein Erleben und Annehmen schuldhafter Verstrickung in der Vergangenheit zum Impuls für künftiges – vielleicht besseres – Handeln wird, ist das nur gesund. Auch belastende Ereignisse der eigenen Lebensgeschichte können so verwandelt werden, dass sie uns nicht an die Vergangenheit binden.

Gespräche können die Hinwendung zur Zukunft begleiten

Eine wichtige Aufgabe von Beichte und seelsorgerischem Gespräch war (und ist) es, diese Wendung in die Zukunft zu begleiten. Wo aber eine unauflösbare Verhaftung an eine schlimme Vergangenheit besteht, eine Wendung nach außen nicht möglich ist und der Mensch sich im eigenen Grübeln von der Welt isoliert, wo nurmehr Schwere und innere Lichtlosigkeit herrschen, liegt eine Krankheit vor. Das depressive Kranksein kann schwer, ja lebensbedrohlich sein, wenn man an die erschreckend große Selbstmordgefahr bei tiefen Depressionen denkt.

Unterschiedliche körperliche oder biografische Ursachen können Depressionen hervorrufen

Die Ursachen sind vielseitig. Sie können in einer konstitutionellen Grundanlage oder der biografischen Entwicklung liegen, aber auch in Stoffwechsel- oder Hormonstörungen sowie auf Organerkrankungen, z. B. der Leber, beruhen. Es ist deshalb wichtig, rechtzeitig einen kompetenten Arzt aufzusuchen, der an der Ursachenklärung mitwirkt.

Das «innere Licht» kann auf vielfältige Weise neu entzündet werden

Die Behandlung kann dann ganz verschieden aussehen. Man kann in der beschriebenen Weise äußeres Licht zuführen oder in einer Psychotherapie helfen, das «innere Licht» wieder anzuzünden. Einhüllende Öleinreibungen und Massagen können ebenso hilfreich sein, wie die Belebung eigener Aktivität in Heileurythmie oder einer Kunsttherapie wie Malen oder Plastizieren. Wenn der schwer Depressive wie in seinen Kopf gebannt erscheint, können diese Therapieformen dazu beitragen, seine Aktivität wieder in die Glieder zu führen. Die Seele kann sich beim Malen weiten, beim Plastizieren die Außenwelt gestalten, aber auch wieder Beziehung zum Leib finden, der in der Heileurythmie – später vielleicht auch im Tanz – zum bewegten Ausdruck der in ihm wohnenden Seele und Individualität werden kann.

Johanniskraut bei der Behandlung leichter bis mittelschwerer Depression

Oft ist jedoch auch eine medikamentöse Behandlung notwendig. Manchmal sind dafür chemische Antidepressiva erforderlich, die sehr hilfreich sein können, oft helfen aber auch natürliche Mittel. Besonders bekannt ist das Johanniskraut (*Hypericum*), das schon lange naturheilkundlich bei Depressionen eingesetzt wird. Inzwischen wurde in großen Studien seine Wirksamkeit bei leichten bis mittelschweren Depressionen bewiesen, und es ist in der

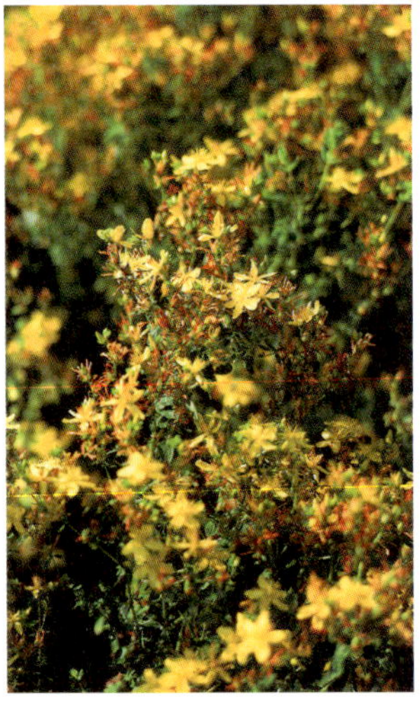

Johanniskraut

Folge eine große Zahl von konzentrierten Präparaten auf den Markt gekommen, die von Pharmafirmen hergestellt werden, denen man bis dahin keine naturheilkundlichen Neigungen unterstellt hat. Betrachtet man die Pflanze näher, so erlebt man die leuchtend gelben Blüten, die sich im Hochsommer in der Johannizeit wie kleine Sonnen entfalten, die über dürrem Kraut schweben. Zerreibt man die Blüten zwischen den Fingern, so tritt ein roter Saft aus, der die Haut lichtempfindlich macht. Man kann das Johanniskraut, das Mitte Juni blüht, wenn die Sonne am höchsten steht, wie einen Lichtträger empfinden, der dann wirksam wird, wenn die Sonne am tiefsten steht und Dunkelheit überwiegt. Sei es die äußere Sonne bei der Winterdepression, sei es die innere Sonne bei anderen Depressionsformen.

Substanzen, die ein enges Verhältnis zum Licht aufweisen, werden in der Behandlung eingesetzt

Homöopathie und Anthroposophische Medizin nutzen noch viele andere Substanzen bei der Behandlung von Depressionen; alle haben ein jeweils eigenes Verhältnis zum Licht (z.B. potenziertes Gold, das in fein verteilter Form ein Rosa entfaltet, das der zarten Farbe der aufsteigenden Morgensonne gleicht; Phosphor, jenes selbstleuchtende Element, dessen – aus dem Griechischen stammende – Wortbedeutung «Lichtträger» ist; oder Meteoreisen, handgreifliches Relikt einer unerwartet am Nachthimmel aufblitzenden Lichtspur).

Nur bei leichter Depressivität ist eine Selbstbehandlung zu empfehlen

Immer sollte ein erfahrener Therapeut die medikamentöse Therapie leiten. Nur bei leichten Anflügen von gedrückter Stimmung kann ein kurzzeitiger Versuch der Selbstbehandlung mit z. B. Johanniskraut-Tee oder einem Präparat zur Selbstbehandlung aus Apotheke oder Drogerie gerechtfertigt sein. Zu beachten ist hierbei, dass konzentrierte Johanniskrautpräparate den Wirkstoffgehalt mancher Medikamente (z. B. für das Herz) beeinflussen können. Wenn Sie regelmäßig Medikamente nehmen, sollten Sie also ihren Arzt oder Apotheker nach wechselseitigen Beeinflussungen fragen.

Bei aller Bedeutung der Therapie, der Überwindung der Depression, soll nicht vergessen werden, dass sie eine Aufgabe haben kann und ein Verschwindenlassen mit Hilfe der «Zauberkugeln» der Antidepressiva nicht immer das einzig Richtige sein kann. Das Erleben der Umdüsterung kann zu einer Erfahrung des Dunkels werden, von dem Romano Guardini in seinem Büchlein *Vom Sinn der Schwermut* (Zürich 1949) sagt: «Dunkel bedeutet hier nicht ‹Finsternis›, sondern den lebendigen Gegenwert zum Lichte … Das Dunkel aber gehört zum Licht, und beide zusammen bilden das Geheimnis des Eigentlichen. Nach diesem Dunkel hin verlangt die Schwermut; wissend, dass aus ihm die hellen gegenwärtigen Gestalten auftauchen.»

Schwermut hat eine Aufgabe für die Entwicklung des Menschen

Schwermut kann Gewicht verleihen, Tiefe. Wenn man durch diese Tiefe hindurchtaucht, kann wahr werden, was Guardini weiter sagt: «Die Schwermut ist die Not der Geburt des Ewigen im Menschen».

Auch die Tradition verweist zum Höhepunkt der Dunkelheit im Winter mit dem zunehmend mehr Helligkeit verbreitenden Adventskranz und schließlich dem leuchtenden Weihnachtsbaum auf Lichtqualitäten, welche die Dunkelheit erhellen. Hier geht es um ein Licht, das im Weihnachtsgeschehen – in der längsten Nacht des Jahres – als Geschenk empfangen wird, aber schon zuvor in einem inneren Geschehen von Sammlung und Besinnung vorbereitet wird.

Jeder klare Gedanke, den wir fassen, jede Erkenntnis, die aufleuchtet, stärkt das innere Licht. Aber auch gemeinschaftliche Aktivität kann solche Vorbereitung sein, das von den Kindern geliebte adventliche Plätzchenbacken, das Singen oder die Freude, die wir nicht nur vermitteln, sondern auch selbst erleben, wenn wir schenken. Das innere Licht zu pflegen, entfaltet im Alltag einen Gegenstrom zum äußeren Dunkelwerden des Jahres und kann vorbereiten, was schließlich als weltumspannende Lichtgeburt im Dunkel erfahren werden kann.

Dass Depression zu Schlaflosigkeit führen kann, Schlafentzug aber auch manche Depression lindert, sind Gesichtspunkte, auf die in Kapitel über den Schlaf (siehe Seite 69) eingegangen wird.

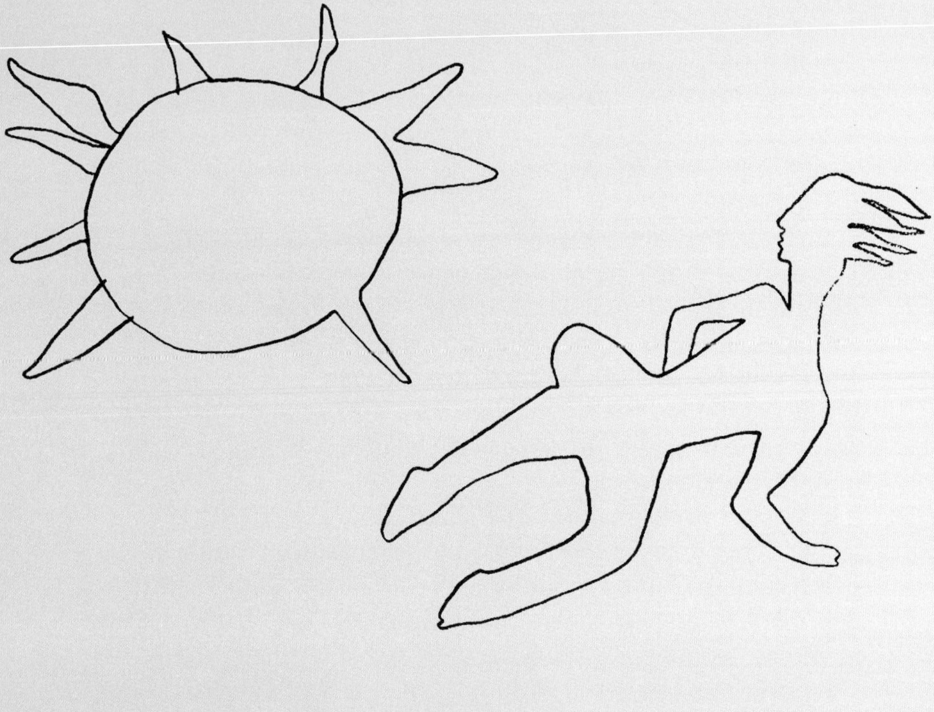

Die Sonne genießen – aber nicht ohne Schutz

Aber eines Tages gefiel mir die Farbe des Himmels ganz und gar nicht. Er war blau, strahlend blau, viel zu blau. Hartes Sonnenlicht lag auf dem aufgerauten Landstrich und ließ in weiten Abständen die abgenagten Berggerippe aufleuchten. Keine Wolke trübte das Licht, aber die Bläue erinnerte mehr denn je an ein frisch geschliffenes Messer.

Antoine de Saint-Exupéry

Sonnenlicht hebt die Stimmung und fördert die Gesundheit

Im Sommer sind akute Krankheiten seltener. Wir leben nach außen und tanken Kraft für die später folgenden dunkleren Zeiten. Zum Lebensgefühl gehört es jetzt, sich leicht zu kleiden und die Sonne zu genießen. Unmittelbar erleben wir, wie sie ein Lebensquell im All ist, ohne den wir nicht existieren könnten. Tatsächlich brauchen wir das Sonnenlicht auch, um mit festen Knochen auf der Erde stehen zu können. Lichtmangel würde durch mangelnde Vitamin-D-Bildung in der Haut auf die Dauer zur Knochenerweichung führen, aber auch für Infektionskrankheiten anfällig machen. Tatsächlich gibt es bei afrikanischen Nomadenfrauen auch im hohen Alter keine Osteoporose, wozu neben der Bewegung und manchen innerlichen Faktoren auch die intensive Sonneneinwirkung beiträgt.

Unterschiedliche Sonnenempfindlichkeit

Uns schützt allerdings keine schwarze Haut und selbst für die meisten Afrikaner ist es selbstverständlich, sich durch Kleidung und Kopfbedeckung vor zu starker Sonneneinwirkung zu schützen. Zu Beginn des Sommers bekommen wir erstaunlich schnell Sonnenbrand, mit zunehmender Bräunung wird dann allmählich längere Besonnung vertragen. Es gibt schnell bräunende Menschen – vor allem Dunkelhaarige – aber auch solche, die kaum braun werden, sondern allenfalls Sommersprossen bekommen. Diese «keltischen Typen» bleiben immer sehr sonnenbrandgefährdet. Vor allem Kinder sollte man sorgfältig vor Sonnenbrand schützen, weiß man doch, dass die Anzahl der Sonnenbrände in der Kindheit maßgeblichen Einfluss darauf hat, an dem gefährlichsten Hautkrebs, dem Melanom, zu erkranken. Aber auch beim Erwachsenen steigt bei anhaltend zu intensiver Sonneneinwirkung die Gefahr von Hautkrebs. Vor allem in Ländern, in denen das «Ozonloch» bereits zu starker Vermehrung der UV-Strahlung geführt hat, wie in Australien, ist Hautkrebs zur Volksseuche geworden. Zu viel Sonne lässt die Haut aber auch vorzeitig altern, sie verliert ihre Spannkraft und wird runzlig. – Am einfachsten ist es, im Haus oder Schatten zu bleiben, wenn das Licht besonders aggressiv ist. Es ist dies von etwa 11.00 bis 15.30 Uhr der Fall, der «Siesta-Zeit». Nun wird man nicht immer mittags im Haus bleiben wollen oder können. Es empfiehlt sich dann luftige Kleidung, um einen Hitzestau zu vermeiden und doch durch Farbe und Länge Lichtschutz bietet. Besonders wichtig ist eine Kopfbedeckung. Hat man aber das Bedürfnis, Sonnenlicht direkt an die Haut zu lassen, so sollte man ein Sonnenschutzmittel verwenden. Bei längerem Aufenthalt im Freien ist dies auch trotz Kleidung und Hut nötig. Sonnenschutzmittel mit chemischen UV-Filtern müssen etwa 20 Min. vor der Besonnung aufgetragen werden, da sie erst in tieferen Hautschichten wirksam werden, in die sie erst allmählich eindringen. Es gibt aber auch gute Sonnenschutzmittel auf Mineralbasis. Hier reflektieren Pigmente (meist Glimmer oder Titanoxid) das Licht. Diese Präparate bieten sofort nach dem Auftragen Schutz. Je heller die Haut und je intensiver die Lichtwirkung ist, desto höher muss der Lichtschutzfaktor sein. Besonders hohe Faktoren sind in den Bergen und am Wasser erforderlich. Hier sollte er deutlich über 10 liegen, Empfindliche brauchen hier mehr als Lichtschutzfaktor 16.

Zu viel Sonne führt zu vorzeitiger Hautalterung

Der Schutz des Kopfes ist besonders wichtig

Sonnenschutzmittel auf Mineralbasis

Manche scheinbare Sonnenüberempfindlichkeit ist durch Substanzen bewirkt, die erst zusammen mit der Sonne zu Hautentzündungen führen, z.B. Bergamotteöl in Eau de Toilette und Par-

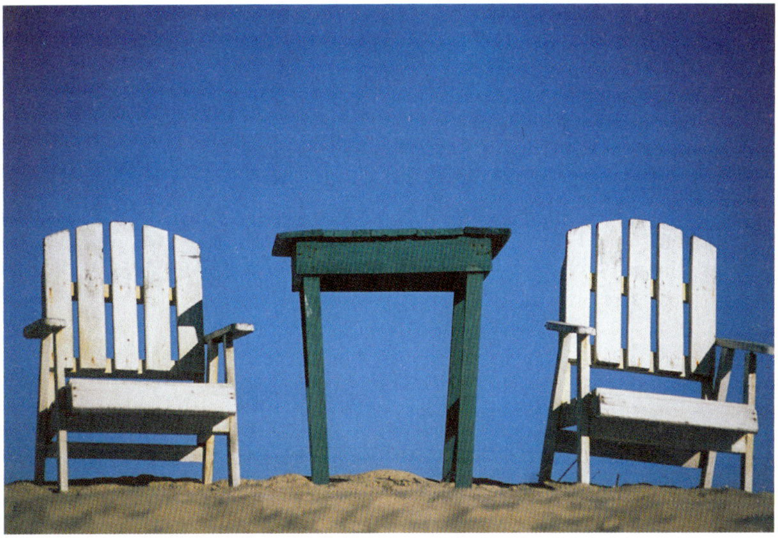

In den Sommermonaten sammeln wir Kraft und Energie – jedoch sollten wir uns nicht ungeschützt den Sonnenstrahlen aussetzen.

fums. Solche Mittel dürfen nicht vor einem Sonnenbad auf die Haut kommen! Aber auch einige Pflanzen enthalten problematische Substanzen. Deshalb sollte man nicht mit der bloßen Haut im Gras liegen, sondern eine Unterlage verwenden.

Lichtallergien entstehen durch bestimmt Substanzen

Für besonders sonnenempfindliche Menschen gibt es auch die Möglichkeit, sich außerdem durch Arzneieinnahme vor Sonnenbrand zu schützen. Es war aufgefallen, dass Mangelzustände an bestimmten B-Vitaminen ganz ähnliche Hauterscheinungen hervorrufen wie eine Lichtüberempfindlichkeit. Deshalb wurden entsprechend disponierten Personen einige Tage vor der verstärkten Lichtexposition hoch dosierte *Folsäure* und *Nicotinamid,* zwei Vitamine der B-Gruppe verabreicht. Tatsächlich half dies meist sehr gut. Nach diesem Konzept wurde das Präparat *Mersol®* entwickelt, mit dessen Einnahme einige Zeit vor der Sonneneinwirkung begonnen werden muss. Da die Einnahme zu hoher Vitaminmengen aber auch Nachteile haben kann, sollten Sie zuvor mit Ihrem Arzt darüber sprechen, auch wenn Sie Lichtüberempfindlichkeit homöopathisch behandeln wollen, wofür es ebenfalls sehr wirksame Mittel (z.B. *Hypericum, Calcium fluoratum, Acidum hydrofluoricum, Fagopyrum*) gibt.

B-Vitamine können eine Lichtempfindlichkeit verringern

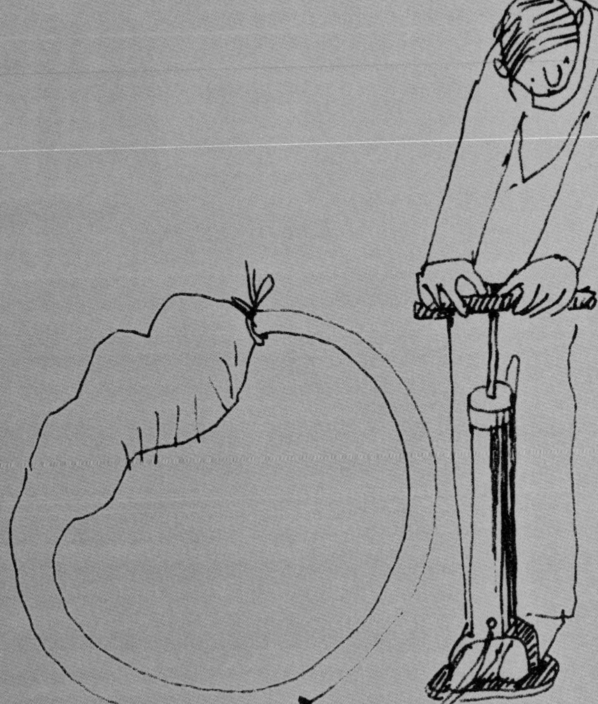

Bluthochdruck: Die gestaute Erregung

Das ist ein Verhängnis:
zwischen Empfängnis
und Leichenbegängnis
nichts als Bedrängnis.

Erich Kästner

Der weltweite Fusionierungsdruck wird durch den Kostendruck der Unternehmen geschürt, die, unter dem Druck der Sorge um ihren Arbeitsplatz stehenden Arbeitnehmer unterliegen einem immer größerem Anpassungsdruck und weniger Menschen müssen mehr Arbeit unter wachsendem Zeitdruck verrichten. Die Beispiele für die Bedeutung des Begriffes «Druck» in unserer Alltagswelt ließen sich nahezu beliebig vermehren. Es ist wohl kein Zufall, dass auch in uns der Druck zunimmt – nicht nur seelisch erlebbar, sondern auch physikalisch messbar in Form des Bluthochdrucks, unter dem (je nach Definition) heute jeder 5. bis 3. Bundesbürger leidet.

Druck resultiert aus der Hemmung einer Bewegung

Physikalisch resultiert Druck aus der Hemmung einer Bewegung. Hoher Blutdruck entsteht, wenn sich dem strömenden Blut eine Verengung der Blutgefäße entgegenstellt (viel seltener ist bereits die Menge des strömenden Blutes vermehrt, diese heute seltene «rote» Form des Bluthochdrucks bleibt im Folgenden unberücksichtigt). Die Gefäße verengen sich z.B. bei Schreck (weshalb wir blass vor Schreck werden) und der rasch ansteigende Blutdruck soll uns in die Lage versetzen, bei einer Gefahr rasch reagieren zu können, z.B. indem wir uns der Gefahr widersetzen oder vor ihr fliehen. Heute setzt sich die Anspannung aber meist nicht mehr in körperliche Aktion um. In dieser würde Wärme gebildet und schließlich nach außen verströmt, sodass letztlich ein neues Gleichgewicht entstehen könnte, das vom (gefahrvollen) Eindruck ausgelöst wird, dann aber in eine Aktivität führt, welche die Gefahr überwindet und die verengten Gefäße wieder weitet. Wenn wir aber nichts dagegen tun können, dass das Telefon ständig läutet, das Fließband neue Arbeit heranführt oder der Wert der Aktien, in die wir unsere Ersparnisse investiert haben, ständig fällt, wird die Zusammenziehung der Gefäße, die unsere seelische Erregung begleitet, gar nicht mehr aufgehoben, sodass es zu einer Erstarrung in der Zusammenziehung kommt. Dann entsteht ein anhaltend erhöhter Blutdruck, der im Lauf der Jahre zur Arteriosklerose und starkem Anstieg der Herzinfarkt- und vor allem Schlaganfallgefährdung führt.

Gefahren bei anhaltend erhöhtem Blutdruck

Innere und äußere Last lassen den Druck ansteigen

Wer an Bluthochdruck leidet, erlebt sich auch seelisch «zusammengezogen». Die Teilnahmefähigkeit an der Außenwelt tritt zurück während die Eigenwahrnehmung zunimmt. Das kann in Form des Rauschens oder Druckgefühls, welches das Blut im Kopf auslöst, der Fall sein oder auch nur im Empfinden der Last, unter der man selbst steht. Zeitweise Belastungen ausgesetzt zu sein, gehört zum Leben, es muss aber einen rhythmischen Ausgleich geben, damit Gesundheit erhalten bleibt.

Selbstgeschaffene Freiräume und Momente der Freude lösen den Stau, bringen den inneren Strom ins Gleichgewicht

Der Hemmung an Aktivität, die Druck erzeugt, muss ein freies Strömen folgen, das einem Sog folgt. Wo wir eine freie Initiative verwirklichen, die nicht von außen erzwungen ist, wirkt das dem Bluthochdruck entgegen. Was uns mit Freude erfüllt, übt einen «Sog» auf uns aus. Es «zieht uns an» und wirkt heilsam. Das kann das Erleben eines Sonnenaufganges sein, das Spielen mit einem Kind, ein Gespräch, das Betrachten eines Kunstwerks oder das selbst impulsierte, gestaltende Eingreifen in die Welt, wenn wir künstlerisch tätig sind. In jedem dieser Beispiele werden wir über uns hinaus geführt, statt im eigenen, eng werdendem Inneren eingesperrt zu bleiben.

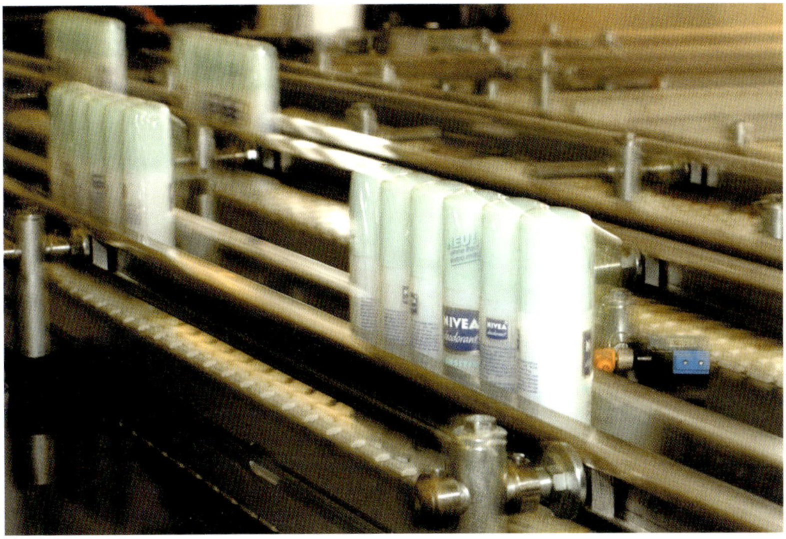

Oft muss die tägliche Arbeit unter großem Zeitdruck bewältigt werden.

Bluthochdruck und Nierenerkrankung

Es gibt Fälle, in denen der Bluthochdruck Folge einer Erkrankung der Nieren oder Nebennieren ist. Bei über 90 % der Bluthochdruckerkrankungen lassen sich aber keine Organerkrankungen feststellen. Es entspricht der derzeitigen Hochschätzung von allem Genetischen, dass man hier vornehmlich erbliche Dispositionen für diese Fälle annimmt. Dagegen spricht, dass eine Studie an italienischen Nonnen gezeigt hat, dass diese auch im Alter einen niedrigen Blutdruck behielten, während ihre außerhalb des Klosters tätigen Geschwister oft Bluthochdruck entwickelten. Der radikal unterschiedliche Lebensstil wiegt schwerer als die genetische Anlage.

Der Lebensstil ist entscheidend

Einfache Maßnahmen zum Ausgleich zwischen Enge und Weite

Nun werden nicht alle Menschen ein Klosterleben führen wollen, aber regelmäßige Elemente des Weitens, des Sogs, den Wirkungen des Drucks und der Enge entgegenstellen, können wir alle. Eine so einfache Maßnahme wie ein regelmäßiges kaltes Unterarmbad (für 10 bis 20 Sekunden), dem eine Durchwärmung infolge sich nach dem Kältereiz weitender Blutgefäße folgt, ist für jeden Bluthochdruckgefährdeten ebenso durchführbar wie ein Abendspaziergang, bei dem der Blick in die Weite schweift oder die innere Weitung in Gebet oder Meditation. Auch ein Rückzug aus dem Alltagsgetriebe in eine kurzen Mittagsruhe kann zum rhythmischen Ausgleich beitragen. Letztlich muss jeder entdecken, woher sein Druck kommt und auf welchen Wegen er am besten Ausgleich finden kann.

Reduktion von Kochsalz, Kaffee oder Lakritze kann hilfreich sein

Nicht immer kann ein schon entstandener Bluthochdruck auf die angedeutete Weise ausreichend beeinflusst werden. Manchmal hilft eine Rücknahme von Kochsalz in der Ernährung (wenn man Salz schmeckt, merkt man, dass es einen wacher und «zusammengezogener» macht), das Weglassen von Kaffee oder Lakritze, eine Rauchentwöhnung oder vermehrte Bewegung, durch welche die übermäßige Sinnesanspannung ausgeglichen wird. Immer wieder sind aber auch Medikamente erforderlich. Verschiedene homöopathische und anthroposophische Arzneimittel können auf die Dauer günstig wirken. Hierüber sollten Sie mit einem erfahrenen Arzt sprechen, da oft eine ganz individuelle Arzneiwahl nötig ist.

Häufig verwende ich z.B. das *Nierentonikum* (Wala), das Birkenblätter und Wacholderbeeren enthält als ein wichtiges allgemeines Mittel. Es wirkt über die Regulierung der Nierentätigkeit, die durch einen verstärkten Druck seelischer Erregung beeinträchtigt ist. *Solutio sacchari* (Weleda) kann bei Frauen hilfreich sein, deren Blutdruck im Klimakterium ansteigt, *Plumbum aceticum / Mel* D12 (Weleda) bei Menschen, deren Gefäße zur Verhärtung neigen usw.

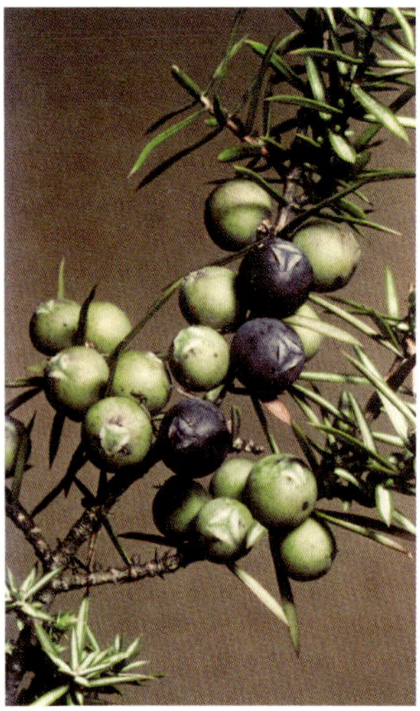

Wacholder

Eine wirksame Behandlung kann nur zusammen mit dem Arzt gefunden und geplant werden, es geht aber nie ohne die Bereitschaft des Patienten, sein Leben zu verändern und etwas für sich zu tun.

Nicht zuletzt kann durch Kunsttherapie (z.B. Malen) das Seelische so gelöst werden, dass es sich nicht leiblich verkrampfend auswirkt. Bewegung kann allgemein sehr hilfreich sein, besonders aber auch in Form der Heileurythmie, die durch einfache Übungen wie «Ballen und Lösen», dem Laut A oder so genannte «seelische Übungen» die innere und äußere Beweglichkeit fördert und Weitung bewirkt.

Künstlerische Betätigung ermöglicht ein Lösen innerer Verspannungen

Wenn man von seltenen Sondersituationen (z.B. bestimmten Gefäßveränderungen im Gehirn) absieht, so ist Bluthochdruck selten akut gefährlich, schlimm sind nur die Dauerfolgen. Entsprechend kann man sich meist Zeit für eine Behandlung lassen, die eine wirkliche Ursachenbearbeitung anstrebt. Wenn dennoch blutdrucksenkende «schulmedizinische» Präparate verwendet werden müssen, so sollte man möglichst versuchen, sie so zu wählen, dass diese nicht zur Hemmung von Initiative führen, sondern gerade deren Entfaltung ermöglichen. Dann können auch sie dazu beitragen, die Ursachen des hohen Blutdrucks aufzulösen.

In der Vorbeugung und Behandlung des sich entwickelnden hohen Blutdrucks kommt es vor allem auf das eigene Tun an. Wenn man sich nicht mehr nur als Opfer des von außen kommenden Drucks erlebt, sondern selbst sein Leben so gestaltet, dass Äußeres und Inneres in ein Gleichgewicht gesetzt werden, dann hat man viel zum Gesundwerden getan.

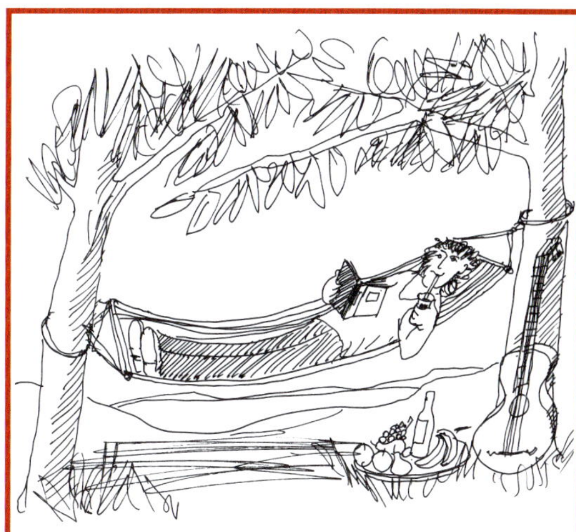

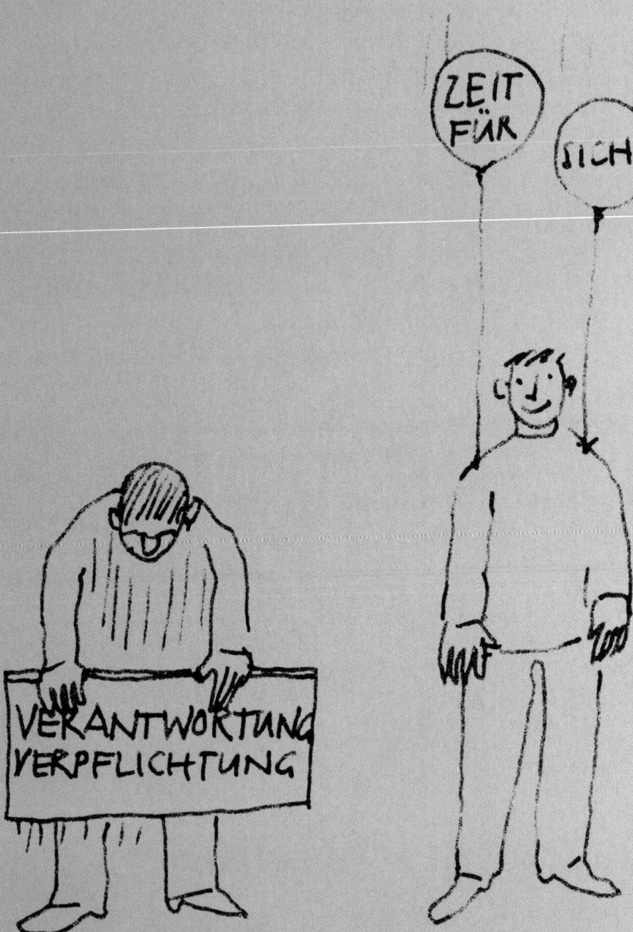
ZEIT FÜR
SICH
VERANTWORTUNG
VERPFLICHTUNG

Rückenleiden und die doppelte Bedeutung der Haltung

Unsäglich Schweres wird von mir verlangt.
Aber die Mächte, die mich so verpflichten,
sind auch bereit, mich langsam aufzurichten,
so oft mein Herz behängt mit den Gewichten
der Demut, hoch in ihren Händen hangt.

Rainer Maria Rilke

Anhaltende Rückenleiden sind die häufigste Ursache vorzeitiger Berentung in Deutschland und die meisten von uns haben schon einmal erlebt, wie sehr «Kreuzweh» und «Hexenschuss» einem die Freude am Leben verderben können. Dass es nicht richtig ist, von zwangsläufigen, altersbedingten «Abnutzungserscheinungen» zu sprechen, zeigt sich schon daran, dass immer mehr junge Menschen einen Bandscheibenvorfall erleiden. Hierbei kommt es durch eine akut auftretende Vorwölbung der elastischen, knorpeligen Bandscheiben durch Druck auf Nerven zu stärksten Schmerzen. Die gesunde Bandscheibe steht unter einer hohen inneren Spannung. Nimmt man sie aus dem Eingerahmtsein zwischen den Wirbeln heraus, so formt sie sich zu einer Kugel. Die Kugel ist jene Form, die eine ungestörte Flüssigkeit in der Schwerelosigkeit annimmt. Erst die Schwerkraft auf der Erde, die durch die Wirbelsäule des aufrechten Menschen hindurchwirkt, lässt eine «Scheibe» entstehen. Ihre Ausdehnungstendenz wirkt der lastenden Kraft entgegen und dämpft sie.

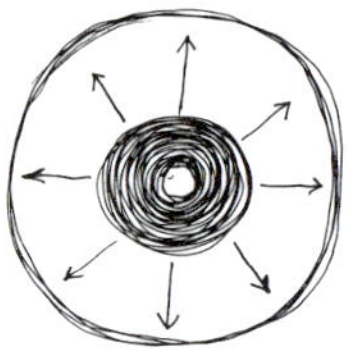

Nimmt man eine Bandscheibe heraus, so formt sie sich durch ihren massiven Druck zu einer Kugel. Der Kern der Bandscheibe ist ein Rest der embryonalen Rückensaite (Chorda dorsalis).

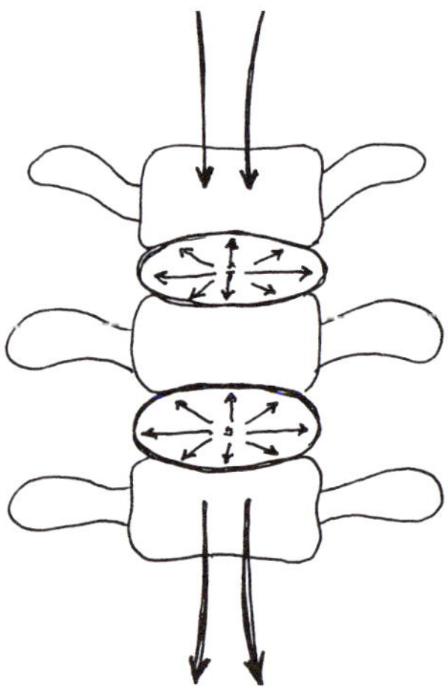

Die Wirbelsäule trägt die Schwere und «leitet sie nach unten». Zwischen den Wirbeln sind die transparenten Bandscheiben eingebettet, deren innere Spannung «Auftriebskräfte» vermittelt.
Bei einem Bandscheibenvorfall drückt der Bandscheibenkern horizontal nach außen.

Wir alle entstammen einer Welt der Schwerelosigkeit. Die kugelige Eizelle, die sich nach der Befruchtung in einen kugelförmigen Zellhaufen verwandelt, der dann eine Art Ballon ausbildet, stehen am Anfang der Embryonalentwicklung, die sich in Flüssigkeit schwerelos schwebend vollzieht. Bis zur Einlagerung von Kalk in die Knochen hat der – bis zu dieser Zeit noch völlig transparente – Embryo fast genau das Gewicht der umgebenden Flüssigkeit und ist somit nach dem Archimedischen Gesetz schwerelos.

Die Kalkeinlagerung in den Wirbeln bewirkt gleichzeitig Angriff von Schwerekräften und Verlust von Transparenz. Somit erscheint unsere rhythmisch gegliederte Wirbelsäule auch als Abfolge unterschiedlicher «Kraftsphären»: Während an den kalkigen Wirbeln die Schwere angreift, wirken in den durchscheinenden Bandscheiben «Leichtekräfte». Aus beiden Kraftrichtungen entsteht die Freiheit der gesunden Wirbelsäule.

Überwiegen einseitig die Schwerekräfte, so kann die Bandscheibe in die Horizontale ausbrechen, statt in der Vertikalen die Schwere zu neutralisieren. Dieses Geschehen ist keineswegs an höheres Alter gebunden.

Im Alltag sind wir ganz nach vorne orientiert, wir greifen und blicken in den vor uns liegenden Raum, in den Bereich, der «handgreiflich» vor Augen liegt. Am ehesten werden wir noch durch das Hören, das Lauschen darauf aufmerksam, dass es eine unsichtbare, hinter uns liegende Welt gibt. Das Rückenweh macht uns brüsk auf diesen Bereich aufmerksam, bannt uns aber mit unserem Bewusstsein so an den eigenen, schmerzenden Leib, dass diese Welt wiederum nicht frei erscheint. Die Überbetonung der Wendung in den vorderen Raum hinein, in den wir handelnd eingreifen, und die Vernachlässigung des rückwärtigen Raumes, aus dem wir kommen und der sich uns am ehesten lauschend erschließt, führt auch zu einem ganz mechanischen Ungleichgewicht. Die uns nach vorne ziehenden Muskeln sind beim Sitzen angespannt und werden dadurch immer stärker, wogegen die Rückenmuskulatur immer schwächer wird. Die Wirbelsäule, die zum Oben und Unten, zum Vorne und Hinten eine freie, schwingende Mitte bilden sollte, droht aus dem Gleichgewicht zu geraten und krank zu werden.

Unser Rücken verweist auf die tiefsten Schichten in uns – er ermöglicht zudem unseren aufrechten Gang

Unser Rücken hat viel mit dem Menschsein zu tun. Durch ihn können wir – anders als die Tiere – aufrecht stehen und mit den Füßen auf dem Boden stehend, das Haupt zum Himmel erhoben, mit der dadurch frei gewordenen Hand die Welt be- und ergreifen.

Die besondere Stellung von Rücken und Wirbelsäule wird auch deutlich, wenn wir uns die Embryonalentwicklung des Menschen nochmals anschauen. In einem frühen Stadium ist der Keimling wie ein Blatt in der Fläche ausgebreitet. Zu Beginn der dritten Woche bildet sich als erste Organanlage ein Streifen in der Mitte aus, der sich einsenkt und später Wirbelsäule und Nervensystem hervorrufen wird. Reste der aus diesem «Primitivstreifen» hervorgegangenen «Rückensaite» (Chorda dorsalis) – die wie die Saite eines Instrumentes schwingt – gehen in den Bandscheibenkern ein und sind ein letztes und einziges Band, das auch den Erwachsenen noch materiell mit der Ursprungswelt der Embryonalzeit verbindet. Im Verlauf der dritten Woche schließen sich die Blätter des Keimlings zu einem dreidimensionalen Leib zusammen. Die Impulse dazu gehen alle von «hinten», von der Seite des künftigen Rückens aus. Die Embryologen nennen diesen Vorgang «Indivi-

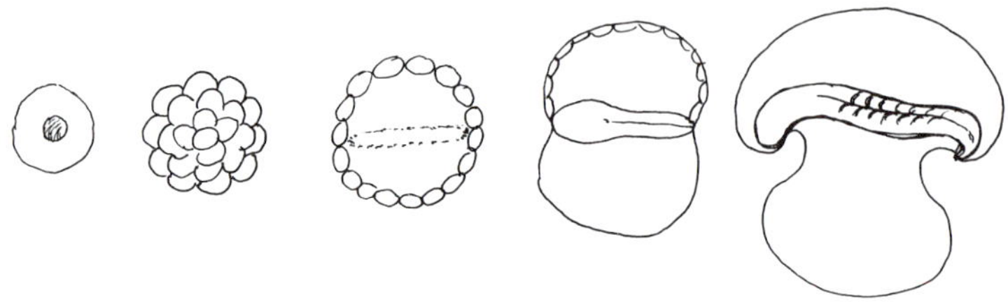

Entwicklung von der befruchteten Eizelle bis zum Beginn der Ausbildung eines eigentlichen Körpers (Individualisation). Als erstes Organ bildet sich von oben (später ist dies hinten) das Achsenorgan, die Chorda dorsalis, welche die Wirbelsäulenausbildung hervorruft.

duation», bei dem die Einmaligkeit des menschlichen Leibes entsteht, was auch insofern zutrifft, als Zwillingsbildung danach nicht mehr möglich ist. Unser Rücken verweist also auf tiefste Schichten in uns, die mit dem Kern unserer Persönlichkeit verbunden sind.

Seelische Faktoren des Rückenleidens

An der Haltung eines Menschen kann man sein Befinden erkennen

An der Haltung eines Menschen lässt sich viel von seinem Wesen und seinem aktuellen Befinden ablesen. Es ist kein Zufall, dass das Wort «Haltung» sowohl seine Erscheinung als auch sein Verhältnis zur Welt beschreibt. Ob der Rücken gebeugt, die Gestalt zusammengesunken oder übermäßig starr aufgerichtet oder frei schwingend ist, sagt viel.

Tatsächlich findet man bei fast jedem Rückenleidenden, dass auch innere und seelische Faktoren eine Rolle spielen.

Eine Krankengeschichte

Wenn es bei der Behandlung nicht gelingt, auch diese Seite zu erfassen, ist dauerhafte Hilfe nicht möglich. So kam eine Patientin

In der Behandlung sollte auch die seelische Komponente des Rückenleidens Beachtung finden

in meine Praxis, die nach vielen Massagen, Spritzen und Krankenhausaufenthalten als chronisch rückenleidend aufgegeben wurde und täglich mehrfach Opiate zur Schmerzbekämpfung nehmen musste. Entscheidend für die Behandlung war, dass sie so nicht weiterleben wollte und bereit war, ihr Leben zu ändern. Im Gespräch zeigte sich, dass sie nach der Arbeit in einer Fabrik ihren schwer kranken, erblindeten und immer unzufriedenen Ehemann und ihre schwer pflegebedürftige Schwiegermutter zu versorgen hatte. Jede persönliche Aktivität war erloschen. Die Patientin hatte das Gefühl, allen Anforderungen nicht mehr gerecht werden zu können. Als es gelang, andere Versorgungsmöglichkeiten für die Schwiegermutter zu finden, der Ehemann begann, sein Verhalten zu ändern und die Patientin wieder persönliche Interessen und Aktivitäten ausbildete, war es mit wenigen anthroposophischen Heilmitteln (z.B. Bambus und potenzierte Organpräparate der Bandscheiben) und Anwendungen (Ingwerwickel und Heileurythmie) möglich, den Zustand so zu bessern, dass die Frau keine Schmerzmittel mehr brauchte. Sie gab an, dass die bis dahin therapieresistenten Schmerzen um mehr als 90 Prozent geringer geworden seien und zeitweise ganz verschwunden waren.

Es müssen nicht immer solch dramatische Umstände sein – man sollte aber immer versuchen, herauszufinden, was derart bedrückt, dass der Rücken schließlich nur noch weh tut oder einem gar «das Rückgrat gebrochen» wird. Wenn es gelingt, die «Bedrückung» zu überwinden und wieder «aufrecht» gehen zu können, werden viele anhaltende Rückenprobleme besser.

Bewusstsein für den «hinteren Raum»

Die wenigsten Menschen gehen den Großteil des Tages aufrecht, sondern «machen den Rücken krumm», sei es am Schreibtisch, im Auto, vor dem Computer oder am Fließband. Dabei sind wir ganz in den «vorderen Raum» gebannt, die Muskeln der Vorderseite

Wir schaffen uns durch unsere Körperhaltung, durch Bewegungsmangel oder einseitige Belastung die meisten Rückenprobleme selbst

(Brust, Bauch, Beine) verkürzen sich und die des Rückens werden schwach. Die Grundlage von Rückenproblemen schaffen wir uns durch unsere Lebensweise somit täglich.

Die Bandscheiben sind ab dem Kindesalter nicht mehr von Blutgefäßen durchzogen und von den Aufbaukräften des Organismus weitgehend abgeschnitten. Beim aufrechten Gehen werden sie ständig durchgewalkt, ein wenig gestaucht, ausgepresst und anschließend entlastet, wodurch ein sanfter, rhythmischer Flüssigkeitsaustausch mit ihrer Umgebung erfolgt. Hierdurch bleibt die Wirbelsäule gesund. Bewegungsmangel fördert ebenso wie zu große Stoßbelastung (z.B. durch Jogging mit schlechten Schuhen) Rückenleiden. Regelmäßiges Spazierengehen und Wandern beugt dagegen vor. Hat man einmal einen akuten Rückenschmerz, so hilft oft ein Ingwerwickel ausgezeichnet. Die Tropenpflanze Ingwer bildet in der Wurzel (bzw. dem Rhizom), die in feuchter Kühle steckt, scharf schmeckende, durchwärmende Öle. Anders als z.B. eine Fangopackung, die von außen Wärme an den Rücken heranführt, soll der Ingwerwickel eigene Wärme zum Rücken locken. Hierdurch wird die verkrampfte Muskulatur entspannt und die lebensarmen Gewebe der Wirbelsäule werden stärker belebt.

Ingwerwickel helfen bei akuten Rückenschmerzen

Am besten ist es, wenn ein Helfer den Wickel durchführt. Zunächst sollte vor dem Wickel die Blase entleert werden, da die Harnbildung angeregt wird. Da die meisten Rückenpatienten kalte Füße haben und an einem generellen Wärmemangel leiden, sollte vor dem Anlegen des Wickels für zehn Minuten eine heiße Wärmflasche (in ein Handtuch eingeschlagen, um Verbrennung zu vermeiden!) an die Füße gelegt werden. Erst wenn genügend Wärme vorhanden ist, lässt sie sich durch den Ingwer an die richtige Stelle locken. Für den eigentlichen Wickel benötigt man einen leicht gehäuften Esslöffel frisch geriebenen Ingwer oder trockenes Ingwerpulver, das man in der Apotheke bekommt. Der

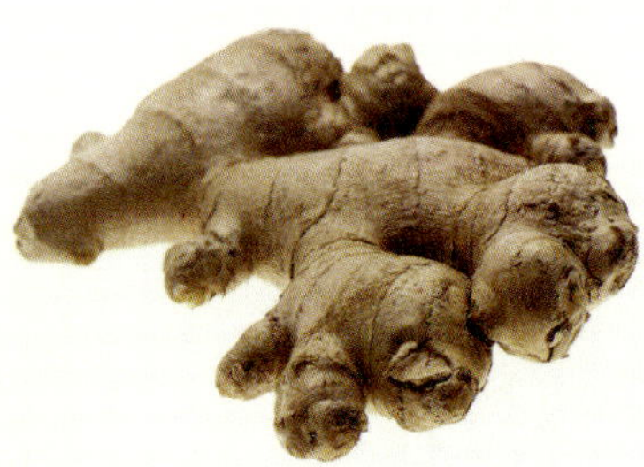

Ingwer

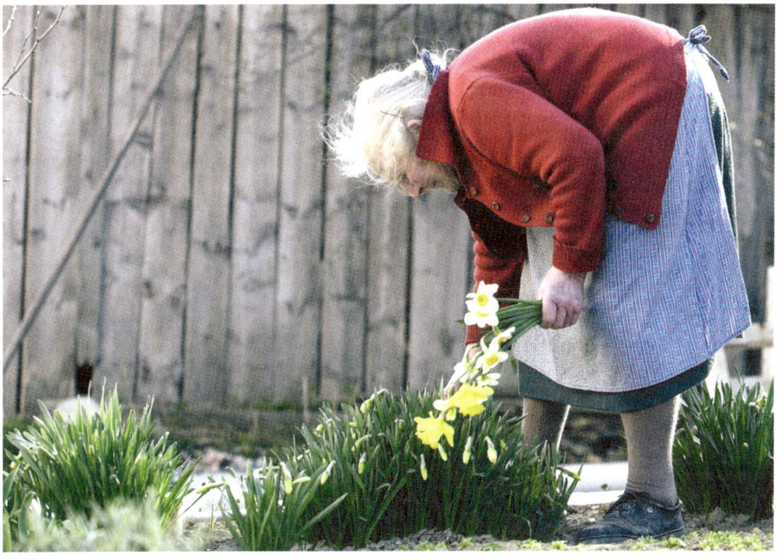

Die meiste Zeit des Tages verbringen wir mit gebeugtem Rücken – drängen in den vorderen Raum.

Ingwer wird mit einer großen Tasse mit fast kochendem Wasser aufgegossen. Damit die ätherischen Öle nicht verdampfen, deckt man das Gefäß möglichst ab. Nach etwa 5 Minuten taucht man ein Tuch ein, das groß genug sein muss, um die schmerzende Rückenpartie zu bedecken. Auf dem Bett wird ein trockenes Handtuch ausgebreitet, das größer als das Wickeltuch sein muss. Darauf legt man das mit Ingweraufguss getränkte und gut ausgepresste Wickeltuch, auf das sich nun der Patient legt. Das Tuch soll die schmerzende Rückenregion bedecken. Die Tücher werden dann um den Patienten gewickelt und dieser mit einer Wolldecke bedeckt, damit er die Wärme halten kann, ihm nicht wieder kalt wird. Luftlöcher zwischen Wickeltuch und Rücken müssen vermieden werden, da hier Kälte entstehen kann, welche die Schmerzen verstärken würde. Gegebenenfalls legt man ein zusammengefaltetes Handtuch so unter, dass das Wickeltuch an die Haut gepresst wird. Nach etwa 10 Minuten fühlt der Patient eine tiefe

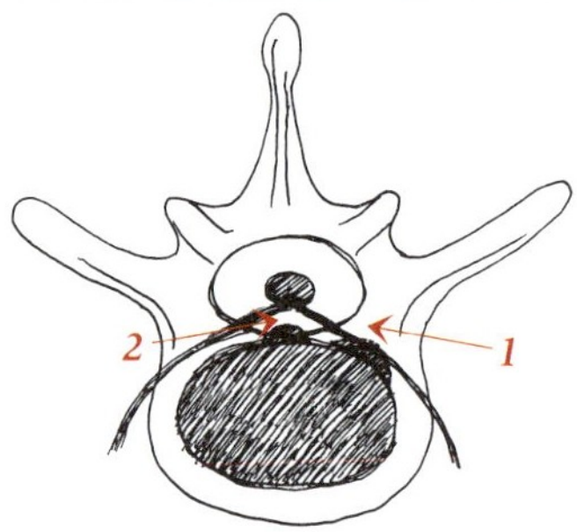

Drückt der Bandscheibenvorfall auf einen großen Rückenmarksnerv (1), so kann eine Lähmung entstehen. Andernfalls (2) ist es möglich, dass er nur Schmerz verursacht.

Durchwärmung im Rücken, die allmählich zunimmt. Nach etwa 30 bis 40 Minuten werden die Tücher entfernt, der Kranke bleibt aber noch gut zugedeckt liegen, bis insgesamt eine Stunde vergangen ist.

Selten kann Ingwer zu einer vorübergehenden Hautreizung führen. Die Schmerzen sind aber nach dem Wickel in den meisten Fällen viel besser und oft hört man, dass der Patient im Rücken ein so gutes Gefühl wie noch nie hat.

Auf sehr angenehme Weise kommt einem der «hintere Raum» zu Bewusstsein. Selbstverständlich müssen starke und anhaltende Rückenschmerzen, vor allem wenn sie mit Taubheitsgefühl oder Lähmung einhergehen, vom Arzt behandelt werden, da z.B. ein Bandscheibenvorfall vorliegen kann, der auf einen Nerv drückt. Auch eine Borrelieninfektion nach Zeckenbiss, ein Tumor oder eine Knochenmarksentzündung kann ab und an Ursache schwerer Rückenschmerzen sein. In der überwiegenden Mehrzahl der Fälle ist der Ingwerwickel aber eine ausgezeichnete «erste Hilfe». Allerdings sollte man es nicht bei der angenehmen Entspannung belassen, die der Wickel bietet.

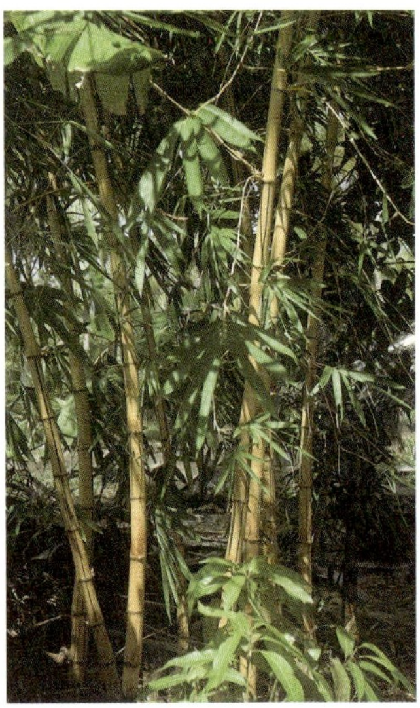

Bambus

Nachdem der schmerzhafte Krampf der Rückenmuskeln gebannt ist, sollte durch vorsichtige Krankengymnastik oder «Rückenschule» ein neues Gleichgewicht geschaffen werden, um der Wirbelsäule ihre Mittelstellung zurückzugeben. Übrigens stärkt es die Rückenmuskulatur sehr gut, wenn statt fortwährend sitzender Tätigkeit manche Arbeitsschritte stehend verrichtet werden, indem z. B. zwischendurch ein Stehpult verwendet wird.

Neben dem Ingwer hat eine zuvor schon kurz erwähnte weitere Tropenpflanze: der Bambus, eine besonders intensive Beziehung zur Heilung von Rückenleiden. Diese elastische, rhythmisch gegliederte Pflanze ist eine Art Naturvorbild der Wirbelsäule. Die anthroposophische Pharmazie stellt aus Bambushalmknoten zusammen mit anderen Natursubstanzen Heilmittel her, die oft verblüffend schnell und nachhaltig auch schwere Rückenleiden bessern können.

Für die grundsätzliche und längerfristige Therapie ist – nach manchmal anfangs notwendiger Krankengymnastik oder osteopathischer Behandlung – Heileurythmie eine entscheidende Maßnahme. Bei dieser Bewegungstherapie findet man zu seiner eigenen Aufrechte und lernt bewusst mit dem hinteren Raum, dem «Rückenraum» umzugehen, was zu einer wesentlichen Stabilisierung führen kann.

Langfristig werden Rückenschmerzen nur überwunden, wenn sich an die nötige Phase der Behandlung des Patienten eine Phase eigenen, aktiven Handelns anschließt, die von der Eigenbewegung ausgeht, aber die gesamte Lebensführung durchdringen muss.

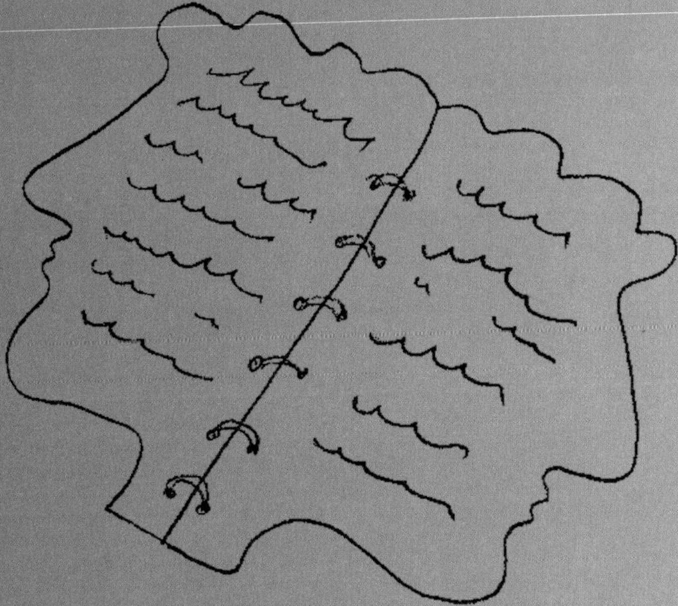

Kopfschmerzen: Individuelle Ursachen und Behandlungen

Komm Kühle, komm küsse den Kummer,
Süß säuselnd von sinnender Stirn,
Schlaf schleiche, umschleire mit Schlummer
Die Schmerzen, die schwül mir die Seele umschwirrn.

Flöß' flehend du Flötengeflüster
Mir Himmel und Heimat ans Herz,
Leucht' lieblich und lispele düster
Und fächle, dass lächle im Schlummer der Schmerz.

Clemens von Brentano

Wann muss man wegen Kopfschmerzen zum Arzt?

Zwei Drittel aller Einwohner Deutschlands haben immer wieder Kopfschmerzen. Manche fühlen nur ein leichtes Ziehen im Kopf, wenn das Wetter wechselt, andere leiden so, dass sie sich ins verdunkelte Zimmer zurückziehen müssen und zum Teil mehrere Tage unter Qualen verbringen. Glücklicherweise sind bedrohliche Kopfschmerzursachen im Verhältnis zur Häufigkeit des Kopfwehs selten. Wenn aber ein kontinuierlicher Kopfschmerz im Verlauf von Wochen unaufhaltsam immer schlimmer wird oder sich gleichzeitig zusätzliche Symptome, wie zum Beispiel Lähmungen einstellen, so kann einmal ein Tumor die Ursache sein. Ein blitzartig auftretender, vernichtender Kopfschmerz kann auf eine Blutung im Kopf hinweisen, weitaus am häufigsten sind aber die «harmlosen» Erkrankungen wie der Spannungskopfschmerz oder die Migräne. Dennoch sollte man, wenn man erstmals ein Kopfwehproblem hat, also Kopfschmerzen häufig oder belastend auftreten oder auch vorbestehende Kopfschmerzen plötzlich ihren Charakter ändern, einen Arzt aufsuchen, damit bedrohliche Ursachen ausgeschlossen werden und eine Behandlung eingeleitet werden kann.

Genaue Beobachtungen der Beschwerden

Oft genügt es, wenn der Arzt sich vom Kopfschmerzgeplagten dessen Beschwerden genau schildern lässt, um die genaue Kopfschmerzkrankheit – von denen es über hundert gibt – zu ergründen. So kann man beispielsweise eine Migräne mit großer Sicherheit annehmen, wenn die Kopfschmerzen anfallsartig sind, es also kürzere, schmerzgeprägte Zeiten und längere völlig kopfwehfreie Zeitabschnitte gibt, die Schmerzen klopfend sind und sich durch körperliche Aktivität verstärken. Typischerweise betreffen die Migränekopfschmerzen nur eine Kopfseite, wobei es Ausnahmen von dieser Regel gibt. Migräne geht oft mit Übelkeit, Licht- und Geräuschüberempfindlichkeit einher und meistens leidet mehr als ein Familienmitglied an ihr. Wenn dann noch eine so genannte «Aura» besteht, seltsame Erscheinungen wie Flimmern an den Rändern des Gesichtsfeldes, die dem eigentlichen Schmerzen vorausgehen, so kommt im Grunde keine andere Kopfschmerzkrankheit in Frage.

Symptome einer Migräne

Ergänzende Untersuchungen

Auch viele andere Kopfschmerzkrankheiten, wie die Trigeminusneuralgie, die zu kurzen, blitzartigen Schmerzen im Gesicht führt, sind an ihrer typischen Symptomatik gut zu erkennen. Wahrscheinlich wird der sorgsame Arzt bei der Abklärung eines Kopfschmerzes noch ausschließen, dass eine unbemerkte Lähmung vorliegt, die Gesichtsfeldgrenzen mit dem Finger kontrollieren, die Reflexe prüfen und den Blutdruck messen. Manchmal müssen auch durch fachärztliche Untersuchungen beispielsweise eine chronische Nasennebenhöhlenentzündung, ein verborgener Zahnkaries oder eine nicht korrigierte Sehschwäche ausgeschlossen werden. Manchmal wird auch noch eine Computer- oder Kernspintomographie durchgeführt, mit denen man das Innere des Kopfes sehr genau abbilden und beurteilen kann.

Kopfschmerztabletten als Kopfschmerzursache

Auch wenn es im Einzelfall aufwendig sein kann, zu einer klaren Diagnose zu kommen, so kann man darauf doch nicht verzichten, da die scheinbare Alternative «einfach eine gute Kopfschmerz-tablette» zu nehmen, trügerisch ist. Anhaltender unkontrollierter Gebrauch von Kopfschmerzmitteln kann nicht nur vielfältige Organschäden verursachen, er kann auch selbst Kopfschmerzen auslösen. Paradoxerweise ist die häufige Einnahme von Schmerzmitteln eine der häufigsten Ursachen des chronischen Kopfschmerzes. Heimtückischerweise geht es den Menschen, die unter diesem Kopfschmerztyp leiden, zunächst viel schlechter, wenn sie die Tabletten weglassen, weshalb der richtige Zusammenhang nicht leicht zu erkennen ist.

Kopfschmerz und Seele

Viele Mittel, die in der Medizin heute zur langfristigen Behandlung von Kopfweh verwendet werden, beeinflussen das seelische Befinden. Das ist sicher kein Zufall, denn schon oft haben wir erlebt, dass Kopfschmerzen auftreten oder sich verschlimmern, wenn es uns auch sonst schlecht geht, wir «im Stress» sind, uns überfordert oder angespannt fühlen. Auch die Sprache weist auf solche Zusammenhänge hin, wenn wir sagen, dass «wir uns den Kopf zerbrechen», «uns einen schweren Kopf machen» oder «mit dem Kopf durch die Wand wollen» (was diesem selten gut tut).

Betablocker und Antidepressiva zur Kopfschmerzbehandlung

Die in Studien an großen Patientenzahlen geprüften Standardmittel zur Bekämpfung der häufigsten Kopfschmerzkrankheit – des Spannungskopfschmerzes – sind Antidepressiva, für die Migräne sind es Betablocker. Das sind Medikamente, die das Herz langsamer schlagen lassen und das Spiel unserer Gefäße hemmen. Aus eigenem Erleben wissen wir, dass wir in Abhängigkeit von unseren Empfindungen erröten oder erblassen, unser Herz höher schlagen oder vor Schreck aussetzen kann. Betablocker führen hier ein Mittelmaß herbei. Viele Menschen, die sie nehmen, fühlen sich «cooler» – auch in Situationen, die sonst Herzklopfen verursachen würden (z. B. bei einer Prüfung) bleiben sie ruhig. Tatsächlich können diese Mittel der Migräne oft vorbeugen, bei der ein Übermaß von Zusammenziehung und Ausdehnung der Blutgefäße im Kopf eine Rolle spielt. Wer weiß, wie furchtbar Kopfweh sein kann, ist für solche Möglichkeiten dankbar. Dennoch ist es nicht jedermanns Sache, sein seelisches Erleben dauerhaft durch Arzneimittel beeinflussen zu lassen.

Fragen nach dem Sinn der Schmerzen, den tiefer liegenden Gründen

So verständlich es ist, Schmerz schnell loswerden zu wollen, so kann man aber doch auch nach seinem Sinn fragen. Wir brauchen Schmerz. Wenn durch eine Nervenerkrankung das Schmerzempfindungsvermögen verloren geht, ist das schlimm und gefährlich. Viele Menschen, denen dies widerfahren ist, verlieren im Verlauf der Zeit ihre Gliedmaßen, weil sie sich verletzen oder verbrennen ohne es zu bemerken und sich Infektionen entwickeln können, ohne dass Schmerz auf sie aufmerksam macht.

Dass es sinnvoll ist, eine Verletzung zu bemerken, mag man ja verstehen, aber was soll Kopfweh? Während sich die Diagnose einer Kopfschmerzkrankheit beim Vorhandensein bestimmter und dem Fehlen anderer Zeichen für alle Menschen gleichermaßen nach einem Schema stellen lässt, ist die Frage nach der Ursache ganz individuell. Oft gelingt es aber erst dann, das Kopfweh loszuwerden, wenn man seine Ursache verstanden hat. Manchmal bewahrt einen der Schmerz auch vor Schlimmerem; manchmal verhindert das Kopfweh eine Aktivität, die noch unangenehmer oder gefährlicher für uns scheint, als es der Schmerz ist, der zum Rückzug zwingt.

Eine Aufklärung der eigentlichen Kopfschmerzursache gelingt nur, wenn wir selbst sie wollen und uns auf die Suche machen. Ein Arzt, der Interesse an uns hat, vielleicht auch ein wenig detektivischen Spürsinn und Neugierde, kann helfend begleiten – die Lösung zu finden, kann er uns aber nicht abnehmen.

Eine wesentliche Hilfe bei der Ursachensuche kann ein Kopfschmerztagebuch sein, in dem möglichst genau jeder Anfall und seine Begleitumstände verzeichnet sind. In einem einfach gelagerten Fall mag dann auffallen, dass die Migräne zum Beispiel meistens kurz vor der Periode auftritt oder nur am Wochenende. Komplizierter festzustellen ist schon, dass sie meistens nach Genuss von Rotwein, Schokolade oder einer bestimmten Käsesorte

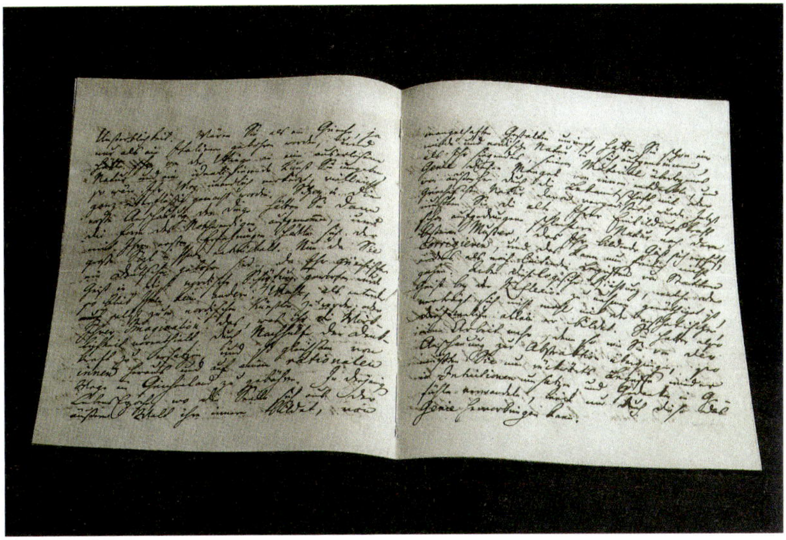

Ein Kopfschmerztagebuch hilft beim Erkennen der Ursachen.

Zusammenhang von Kopfschmerz und Stoffwechsel

erscheint. Relativ häufig wird man finden, dass Ursachen «im Bauch» sind, die mit einer Migräne zusammenhängen. Die anthroposophische Medizin sieht nicht richtig verlaufende Stoffwechselprozesse (z. B. die unzureichende Fähigkeit, bestimmte Nahrungsmittel vollständig zu verdauen), die zu Unordnung im Kopf führen, als häufige Migräne-Ursache an. Auch die Begleitumstände der Migräne können den entscheidenden Hinweis geben. So fiel einer Patientin auf, dass sich ihr Stuhl immer bei einer Migräneattacke entfärbte. Dies ist ein Hinweis auf eine Störung der Gallenfunktion, da die braune Stuhlfarbe vor allem von der Galle kommt. Ein anthroposophisches Heilmittel aus potenzierter Rindergalle befreite diese Patientin von den Schmerzen, die jahrelanger Vorbehandlung widerstanden hatten.

Besonders wichtig kann es auch sein, herauszufinden, seit wann das Kopfweh einen plagt. Manchmal steht die Einnahme «der Pille» am Beginn (manchmal gehen die Kopfschmerzen aber auch durch sie weg). Es können aber auch ganz persönliche Geschehnisse sein,

Suche nach den Anfängen: Schuldgefühl als Ursache – zwei Krankengeschichten

auf welche der Schmerz hinweist. Ein ausländischer Patient, der zuletzt in Russland gelebt hat, litt unter einem schrecklichen Kopfschmerz, der ihm die Lebensfreude nahm. Eigenartigerweise war der Schmerz auf eine kleine Stelle an der linken Schläfe beschränkt. Da bei ihm selbst keine Ursache für diesen Schmerz zu finden war, stellte ich dem Patienten die Frage, ob er jemanden kenne, der an derselben Stelle einen Schmerz oder eine Verletzung hatte. Wie sich herausstellte, folgte diese Frage gewissermaßen einer «Eingebung», denn der Patient schilderte unter Tränen, dass eine Frau, die er sehr geliebt hatte, durch einen Hammerschlag auf eben diese Stelle getötet worden war. Der Mörder – ein Mitglied der Mafia – war der vormalige Liebhaber der Frau, der sich in seiner Eifersucht so gerächt hatte. Der jetzt – fern von seiner Heimat – mit einer deutschen Frau verheiratete Mann hatte bisher mit niemandem über diese Geschichte sprechen können, fühlte sich aber für den Tod der Geliebten mitverantwortlich. Obgleich das Gespräch ihn sichtlich erleichterte, ging der Kopfschmerz erst weg – und blieb es auch dauerhaft – als der Patient potenziertes Kochsalz erhielt. In der Homöopathie gilt dieses Mittel als eine der wichtigsten Arzneien bei anhaltendem Kummer, der gewissermaßen wie ein scharfkantiger und fortwährend verletzender Kristall in der Seele konserviert («eingepökelt») ist und zur Auflösung gebracht werden muss.

Heilung durch potenzierte Arzneimittel

Heilung durch Erkenntnis

Manchmal genügt auch schon die Erkenntnis, zu der die Suche nach der Schmerzursache führt, ohne dass noch eine Arznei nötig ist. So kam im Februar eine Patientin, die seit Weihnachten unter fast unerträglichen Schmerzen im Hinterkopf litt. Gründliche Voruntersuchungen bis hin zur Kernspintomographie waren ergebnislos verlaufen. Nebenbei berichtete die Patientin, dass sie unter kränkenden Verhältnissen am Arbeitsplatz leide, wo es ihr schwer fällt, Grenzen zu setzen. Auf die Frage, ob auch an Weihnachten jemand ihre Grenzen überschritten habe, bricht es aus ihr heraus: Schon lange fordere die

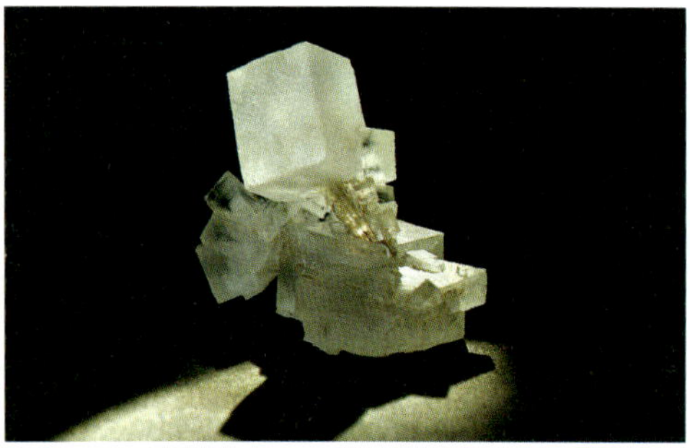

Kochsalzkristall

Schwiegermutter, dass die Patientin jeden Kontakt zu einer Verwandten einstellen solle, mit der diese sich nicht versteht. Beim Auspacken der Geschenke kam es ans Licht: Eines der Geschenke ist von dieser Verwandten, es gibt also offenbar noch ungekappte Verbindungen. Als die alte Frau daraufhin die Schwiegertochter übel beschimpft, schließlich packt und schüttelt, reicht es ihr und ihrem Mann. Gemeinsam fahren sie die Schwiegereltern nach Hause und versuchen allein weiter zu feiern. Seither saß der Schmerz in Hinterkopf und Nacken. Die Patientin berichtete, dass sie mit alten Verwandten aufgewachsen sei und Respekt vor ihnen gelernt habe. Seit den Weihnachtsereignissen lief sie mit einem schlechten Gewissen herum, weil sie an diesem Punkt das Alter nicht geehrt habe. Als der Patientin im Gespräch deutlich wurde, dass weitere Toleranz die Situation nicht verbessert hätte, stellte sie plötzlich erstaunt fest, dass der Druck im Kopf wie abgeschüttelt war und auch nicht wiederkehrte. Auch wenn diese Wirkung schließlich durch Medikamente stabilisiert wurde, war doch der entscheidende Schritt nicht die Gabe einer Arznei.

Der Schmerz kann als Hinweis auf etwas Wesentliches im Leben verstanden werden

So macht man immer wieder bei der Suche nach dem Grund der Krankheit die Erfahrung, dass dieser sehr persönlich sein kann. Manchmal genügt das Weglassen einer Speise, die Änderung der falschen Sitzhöhe am Arbeitsplatz, die zur Nackenverspannung führte, ein regelmäßiger abendlicher Spaziergang oder Heileurythmie. Manchmal muss aber auch ein biografischer Knoten gelöst, eine Grenze gesetzt oder eine Versöhnung herbeigeführt werden. Der Schmerz kann als Hinweis auf etwas Wichtiges im eigenen Leben erfahren werden und wird so letztlich zu einer Hilfe auf dem eigenen Weg und damit schließlich «überflüssig».

Es lohnt sich, seine Kopfschmerzen und sich selbst ernst zu nehmen

Medikamente können diesen Weg begleiten, ebenso das Gespräch – gehen muss man ihn selbst. Arzneien zur grundsätzlichen Behandlung sind vielfältig und ihre Wahl setzt große Erfahrung voraus. Kopfschmerzen können schlimm und beeinträchtigend sein, sie sind keine Banalität, sondern oft eine ernste Krankheit. Lassen Sie sich deshalb nicht entmutigen und suchen Sie sich einen Arzt oder Therapeuten, der nicht nur

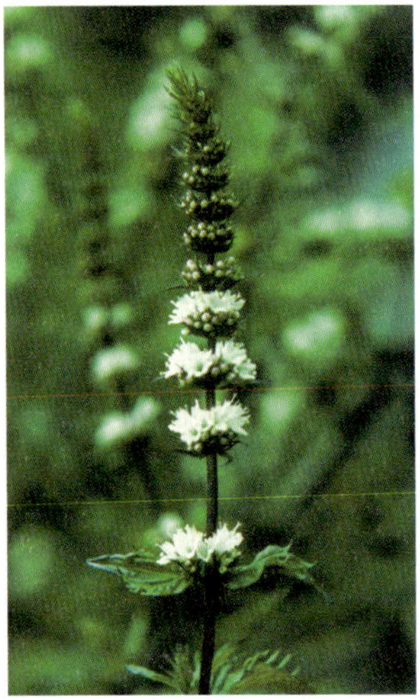

Pfefferminze

versucht den akuten Schmerz zu dämpfen, sondern auch die dahinter stehende Krankheit zu heilen. Viele Patienten haben erlebt, dass ihnen dabei «rhythmische Massage» sehr geholfen hat. Die anthroposophischen Ärztinnen und Ärzte Dr. Ita Wegman, Dr. Margarete Hauschka und Dr. Simeon Pressel haben Massagetechniken entwickelt, die nicht nur Verspannungen lösen, sondern auch unmittelbar auf die Lebens-Kräfte-Organisation wirken, wodurch oft eine erstaunliche Linderung von Kopfschmerzen möglich ist.

Widerum können auch künstlerische Therapien, insbesondere das Malen, gelegentlich auch Sprachtherapie (vor allem, wenn der Betroffene Schwierigkeiten hat, aus sich herauszutreten und seine Umgebung auf seine Bedürfnisse aufmerksam zu machen) das entscheidende Mittel sein, um die Krankheit zu heilen. In der Heileurythmie gibt es spezielle Übungen gegen Kopfschmerzen (z. B. das so genannte «Migräne-B»), welche zur Überwindung eines anhaltenden Kopfschmerzproblems beitragen können.

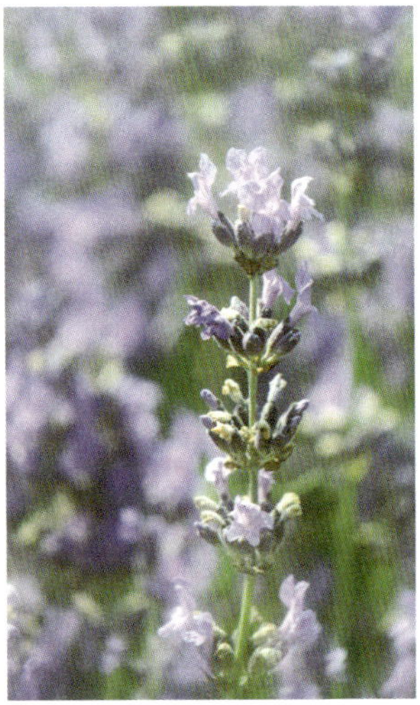

Lavendel

Auch wenn ärztliche Hilfe oft nötig ist, tut es doch gut, etwas für sich selbst tun zu können. Lernen Sie herauszufinden, was Ihnen hilft: Ruhe oder gerade Bewegung, ein heißes Bad oder eine kühle Kompresse, etwas zu Essen oder Fasten, insbesondere der Verzicht auf bestimmte Nahrungsmittel. Viele Betroffene finden eine ganz individuelle Möglichkeit, ihren Schmerz zu lindern.

Auch wenn die medikamentöse Behandlung mit Fachleuten besprochen werden sollte, hier noch einige Tipps:

Wenn die Schmerzen sehr wetterabhängig sind, so hilft oft ein Mittel aus potenziertem Moorextrakt, Schachtelhalm und Rosskastanien: *Solum uliginosum comp.* Man kann davon stündlich bis zu 10 Globuli nehmen, die man langsam im Mund zergehen lässt.

Für manche Patienten, vor allem solche mit dumpf-drückendem Spannungskopfschmerz, ist es auch eine Wohltat, einige Tropfen ätherisches Pfefferminzöl auf die Schläfen einzureiben, eventuell auch auf die schmerzende Nackenmuskulatur.

Ein anderes äußeres Mittel, das Linderung verschaffen kann, ist *Aconit-Schmerzöl*, das potenzierte Zubereitungen aus Eisenhut und Bergkristall sowie ätherisches Lavendelöl enthält.

All dies sind verhältnismäßig oberflächliche Maßnahmen zur Behandlung des akuten Schmerzes, sie sind wertvoll, können aber nur einen ersten Schritt darstellen – Ziel muss die Heilung der Krankheit sein.

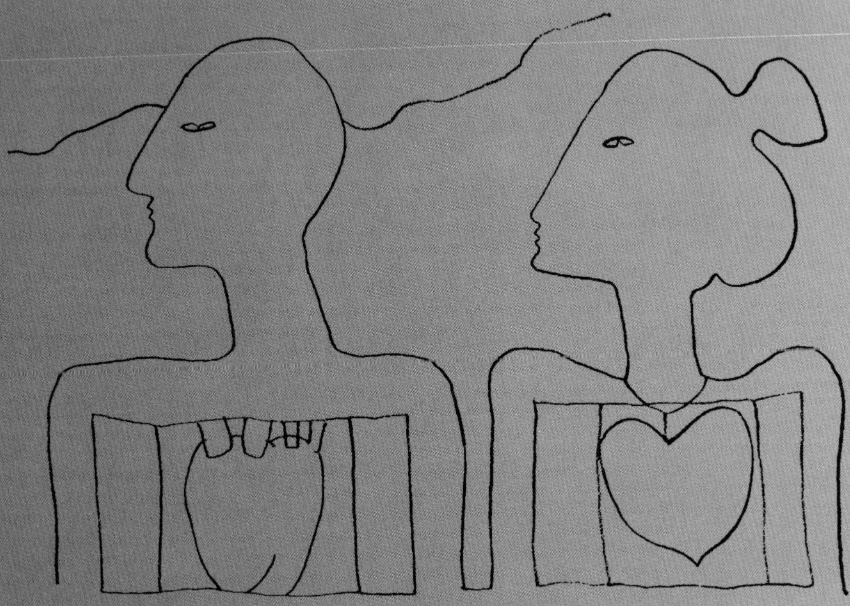

Herzinfarkt oder Muskelschwund – sind das die Alternativen bei zu hohem Cholesterinspiegel?

Sei traurig, wenn du traurig bist,
und steh nicht stets vor deiner Seele Posten!
Den Kopf, der dir ans Herz gewachsen ist,
wird's schon nicht kosten.

Erich Kästner

Ende 2001 haben wir erfahren, dass ein cholesterinsenkendes Mittel, das Millionen von Menschen genommen haben, mehreren Dutzend Patienten das Leben gekostet hatte. An sich schien dieses Medikament optimal geeignet, die Fähigkeit des Organismus, Cholesterin zu bilden, zu blockieren und dadurch den Cholesterinspiegel wirksam zu senken.

Cholesterin ist lebensnotwendig

Cholesterin ist allerdings nicht nur problematisch, es wird im Körper auch synthetisiert zur Stabilisierung von Zellmembranen, zur Erzeugung von Gallensäuren und zur Bildung von Sexualhormonen.

Cholesterinsenker können gefährliche Nebenwirkungen haben

Die Verunsicherung war groß, erfuhren wir doch, dass fast alle diese Mittel, die einer Arteriosklerose entgegenwirken sollten und die z.B. nach einem Herzinfarkt meist für unerlässlich erachtet werden, bei einem Teil der Behandelten zur Auflösung der Muskeln oder gar bis hin zum Tod führen können. Ein bemerkenswertes Detail war, dass nicht etwa Patienten und Ärzte es waren, die als Erste von dem Rückzug des Mittels und seinen schweren Nebenwirkungen erfuhren, sondern die Finanzmärkte. Tatsächlich gab es eine

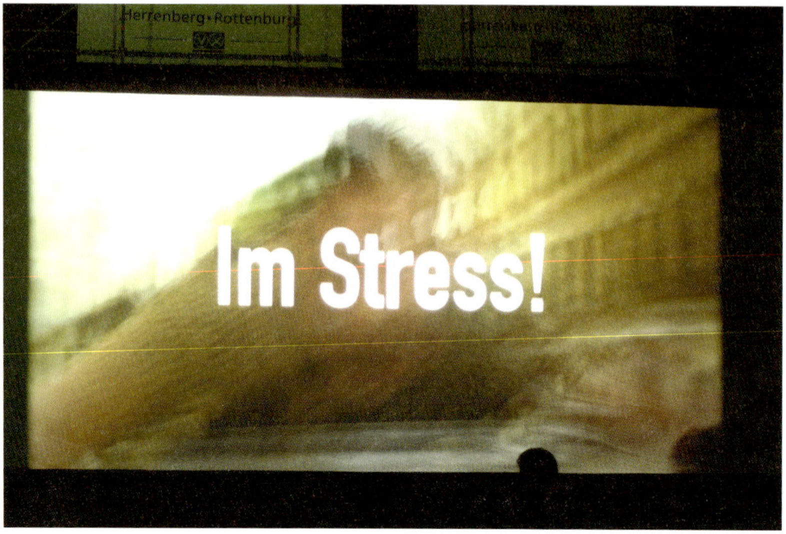

Oftmals geben wir uns zu sehr den äußeren Rhythmen hin – oder verharren auf der anderen Seite zu stark in unseren selbst gesetzten Grenzen.

größere Erschütterung im Aktienhandel und in der Folge wurden Betriebsteile stillgelegt und viele Mitarbeiter entlassen.

Nicht-medikamentöse Therapieansätze sind hoch wirksam

Hier kann einen das Gefühl beschleichen, dass etwas grundsätzlich verkehrt ist und es nicht nur damit getan ist, ein Mittel durch ein anderes zu ersetzen. Dies gilt noch mehr, wenn man erfährt, dass ein berühmter amerikanischer Herzspezialist – Dean Ornish – ein Behandlungsprogramm erarbeitet hat, mit dem Patienten mit Arteriosklerose und Herzinfarkt ohne Medikamente weit besser leben können, als dies allein mit Arzneimitteln gelingt und sich bei einem Teil seiner Patienten sogar verschlossene Herzkranzgefäße wieder eröffnet haben.

Eine wirkliche Vertrauensperson stärkt das eigene Herz

Ornish griff dabei auf Beobachtungen zurück, die zeigten, dass es einen wesentlichen Schutz für das Herz bedeutet, wenn es wenigstens einen Menschen gibt, mit dem man rückhaltlos seine innersten Gedanken und tiefsten Probleme besprechen kann. Wahrscheinlich hängt hiermit auch zusammen, dass verheiratete Männer nach einem Herzinfarkt eine viel größere Chance haben, noch lange zu leben, als Alleinstehende. Möglicherweise ist die viel geringere Sterblichkeit von Frauen am Herzinfarkt nicht so sehr durch ihre Hormone verursacht als vielmehr durch ihre viel größere Neigung, ihr Herz auszuschütten. Bemerkenswerte Untersuchungen haben darüber hinaus ergeben, dass eine übersteigerte Selbstbezogenheit offenbar nicht sehr gesund ist. So steigt Untersuchungen zu Folge die Wahrscheinlichkeit eines Herztodes mit der Häufigkeit an, mit der ein Mensch im Alltagsgespräch besitzanzeigende Worte wie «mein» und «mir» sagt. Von solchen Risikofaktoren ist sehr selten die Rede – an ihnen ist eben nichts zu verdienen, nicht durch einen besonderen Brotaufstrich und nicht durch ein Medikament.

Überwinden einer zu großen Selbstbezogenheit

Öffnung des Herzens

In Dean Ornishs Programm[7], das die «Öffnung des Herzens» zum Ziel hat, begeben sich die Infarktgefährdeten in Gruppen, um miteinander zu sprechen, zu lernen auch über die Seiten von sich zu erzählen, wo es nicht um die äußere Schale geht, die Erfolg signalisiert, sondern wo man lernt, wechselseitig auch seine Schwächen und Unvollkommenheiten anzunehmen und zu zeigen. Viel Stress und Anspannung kann dadurch von den Gruppenteilnehmern abfallen. Durch Meditationsübungen wird außerdem der Bezug zu einem noch ganz anderen, über einen selbst hinausgehenden Bereich hergestellt. Wenn es gelingt, im Leben Sinn zu erkennen und einen Bezug zu einer göttlichen Welt, in der wir aufgehoben sind, zu empfinden, statt das Leben lediglich als steten Kampf um das Überleben der Bestangepassten anzusehen, kann dies ein entscheidender Schritt sein, damit einem das «Herz auf geht».

Sich Öffnen zum Gegenüber

Natürlich gehört auch Rauchentwöhnung, Bewegungstraining und eine Diät zu Ornishs Konzept. Er rät, dass nur 10 bis 15 % der täglichen Kalorienaufnahme durch Fett erfolgen soll. Das ist nicht zu erreichen, indem man nur aufs Butterbrot und den Schweinebauch verzichtet, hier müssen kräftige Veränderungen erfolgen –

Rauchentwöhnung und Ernährungsumstellung

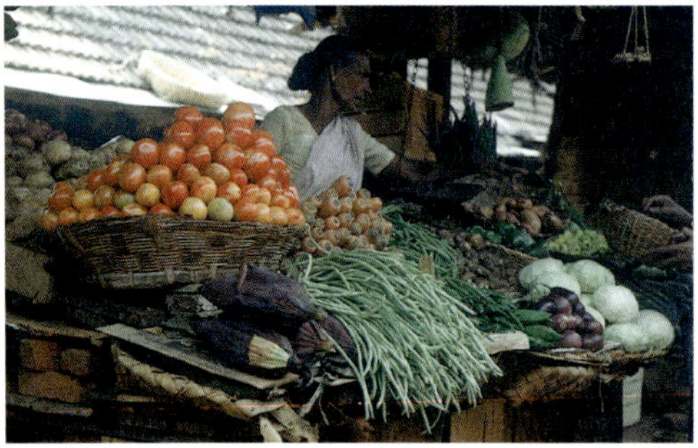

Obst und Gemüse schützen den menschlichen Organismus.

ein in manchen Belangen bescheidenerer Lebensstil sich ausprägen. Obst und Gemüse bekommen eine viel größere Bedeutung im Speiseplan.

Eine zusätzliche Motivation mag sein, dass eine solche Kost auch das Risiko für z.B. Brust- und Darmkrebs wesentlich reduziert. So haben Menschen mit reichlichem Genuss von Obst und Gemüse bis zu fünfmal weniger Darmkrebs als Menschen, die vorwiegend von fettreicher tierischer Nahrung leben. Da zur Fleischerzeugung viele pflanzlichen Futtermittel verbraucht werden, könnte die von Ornish empfohlene Ernährung auch dazu beitragen, dass weltweit mehr Menschen zu essen haben. Auch die Erzeugung klimaschädigender Gase im Zuge des Mastbetriebes fällt dabei weg.

Wieder sieht man, dass eine Lebensweise, die den anderen einbezieht, auch unseren Herzen gut tut. Weil jede Starrheit auf die Dauer schädlich ist, kann eine gelegentliche Ausnahme vom skizzierten Speiseplan sicher sinnvoll sein.

Gruppenbehandlung erleichtert die Umstellung

Für einen Einzelnen ist es nicht leicht, auch nur die Ernährungsvorschläge Ornishs in den Alltag umzusetzen, nach einem Beginn in einer Gruppe gelingt dies aber recht vielen Teilnehmern und oft berichten sie, dass dies der Beginn eines neuen, eigenständigeren und schöneren Lebens gewesen sei, in dem sie sich viel wohler fühlen als zuvor.

Auch wenn nicht zu übersehen ist, dass Pharmakonzerne in erster Linie ihre finanziellen Interessen verfolgen, und es bestürzend ist zu erleben, wie jeder nun versucht, sein Mittel statt des aktuell Zurückgezogenen des Konkurrenten zu verkaufen, darf man doch nicht übersehen, dass es einige (relativ wenige) Patienten gibt, bei denen Ornishs Konzept vielleicht prinzipiell nicht ausreicht. Das sind vor allem Patienten mit schweren – oft familiär vererbten – Fettstoffwechselerkrankungen. Für sie können die vorhandenen Medikamente eine segensreiche Ergänzung der eigenständigen Maßnahmen der Lebensgestaltung sein. Aber auch sie müssen sich nicht allein von einer Tablette abhängig fühlen, auch sie können durch ein Leben, das ihrem Herzen Raum gibt, die eigene Gesundheit und Lebensfreude fördern und oft auch den Medikamentenbedarf deutlich reduzieren. Bei manchen von ihnen helfen auch pflanzliche Mittel, welche die Leberfunktion und Gallenbildung unterstützen. Zu deren Herstellung wird Cholesterin verbraucht. Darauf beruht auch ein «schulmedizinisches» Therapieverfahren, bei dem die Galle im Darm durch das Kunstharz Cholestyramin gebunden wird, was deren Produktion erhöht und den Cholesterinspiegel sinken lässt. Vorteil dieser Medikament ist, dass sie den Stoffwechsel ansonsten kaum beeinflussen und daher relativ «harmlos» sind.

Unterstützung der Leber- und Gallenfunktion

Nach wie vor stellt auch Knoblauch ein mildes – allerdings in sozialer Hinsicht belastetes – Mittel zur Senkung des Cholesterinspiegels dar.

Knoblauch, Vitamin B12, Folsäure und Vitamin B6 beeinflussen den Stoffwechsel und beugen Gefäßschäden vor

Schließlich sei noch erwähnt, dass bestimmte Vitamine (u. a. Vitamin B12, Folsäure und Vitamin B6) den Stoffwechsel so beeinflussen, dass die Gefahr einer Gefäßschädigung sinkt. Auch in dieser Hinsicht ist eine ausgewogene Ernährung hilfreich.

Im Einzelfall sind jedoch immer Beratungsgespräche und Kontrollen in Zusammenarbeit mit dem behandelnden Arzt zu empfehlen.

Im Kern geht es jedoch meist gar nicht so sehr um die Substanzen oder Tabletten, sondern um uns selbst. Nicht nur Menschen, die bereits einen Herzinfarkt oder Schlaganfall hatten, sollten sich prüfen, ob sie ihr Leben nicht wandeln wollen. Uns allen tut es gut, wenn wir einfacher leben, den anderen mehr wahrnehmen, aber auch von unserem Inneren sprechen, uns weniger in äußere Zwänge einspannen lassen und Freude an eigener Bewegung erleben (sei es beim Erklimmen eines Berges oder beim Umgraben des Gartens, in dem wir unser Gemüse ziehen).

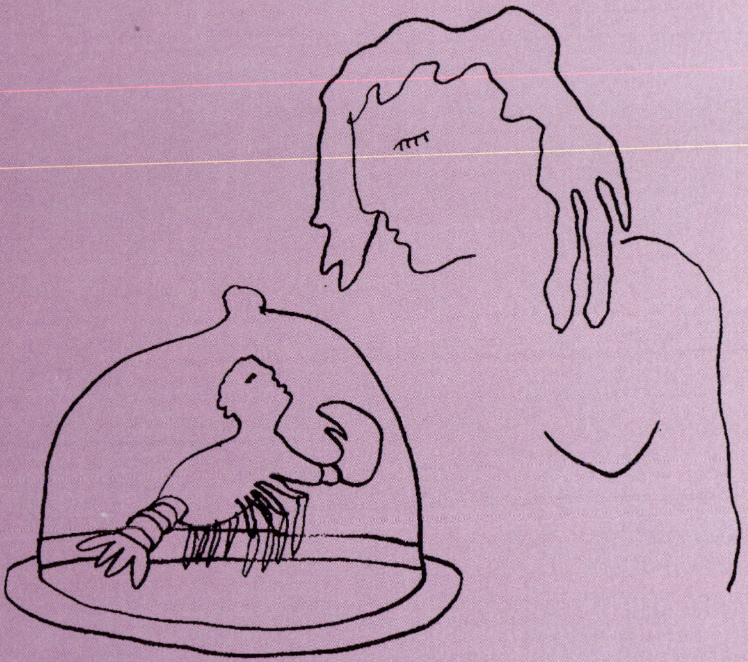

Unerwartete Krebsursachen

Sage Ja zu Gott
Sage Ja zum Schicksal
Sage Ja zu dir selbst.
Wenn dies Wirklichkeit wird
mag die Seele verwundet werden
aber sie hat die Kraft
zu genesen.

Dag Hammarskjöld

Die Erkennung einer Krebskrankheit wirft tiefe Fragen auf

Noch ist Krebs die zweithäufigste Todesursache, aber man schätzt, dass er in einigen Jahren die Herz-Kreislauferkrankungen überholen wird. Gleichzeitig ist die Erkennung einer Krebskrankheit mit großen Ängsten für den Betroffenen verbunden. Wird sich die Krankheit so entwickeln, dass ich Schmerzen zu erleiden habe? Wie sehr werden die Behandlungen mein Leben verändern? Antworten auf solche Fragen lassen sich nicht allgemein geben.

Der Verlauf hängt sehr stark von der Art des Krebses (z.B. davon, in welchem Organ er entstanden ist) und seinem Stadium ab. Aber auch wenn man dies weiß, ist der Verlauf für den Einzelnen nicht voraussagbar. Immer wieder gibt es wunderartige Besserungen oder unerwartet schlechte Verläufe.

Krebszellen sind nur ein Teil des Geschehens

Wenn man die Krebskrankheit nur aus dem Verhalten der «entarteten» Zelle oder der Gene erklären möchte, vermag man die ganze Wirklichkeit nicht zu erfassen. Tatsächlich kann durch jahrelange Reizung der Bronchien durch Zigarettenrauch ein Lungenkrebs angeregt werden. Und wirklich sind die allermeisten Menschen, die unter dieser Krebsart leiden, langjährige Raucher gewesen, aber nicht alle starken Raucher bekommen Lungenkrebs. Es ist bekannt, dass Frauen, deren Mütter und Tanten Brustkrebs hatten, häufiger selbst an einem solchen erkranken, aber wiederum gibt es auch viele Frauen mit solcher Familienkonstellation, die gesund bleiben.

Entscheidend sind die ordnenden Kräfte in uns

Krebszellen zeichnen sich dadurch aus, dass sie sich fortlaufend teilen. Das ist zunächst keine schlechte Eigenschaft. Wenn wir eine Verletzung erleiden, fangen ebenfalls die Zellen der Umgebung an, sich rasch zu vermehren. Man kann durchaus sagen, dass diese Zellen «wuchern». Im Normalfall ist dieses «Wuchern» aber sofort zu Ende, wenn der verletzungsbedingte Defekt ausgefüllt ist.

Offenkundig sind in uns Kräfte wirksam, die zur Ausbildung der gesunden Form führen und überschießende Zellbildung begrenzen. Wenn dies nicht gelingt, entsteht – um bei unserem Beispiel zu bleiben – «wildes Fleisch», das über das ursprüngliche Hautniveau hinauswuchert. Das ist aber noch kein Krebs. Für Krebszellen ist nicht nur ihre dauernde Vermehrung charakteristisch, sondern auch, dass sie in umgebendes Gewebe eindringen und vom Blut- und Lymphstrom im Körper verteilt werden können, sodass sie an anderen Orten anwachsen und neue Wucherungen, so genannte «Metastasen», bilden können.

In jedem von uns entstehen täglich Krebszellen, die nicht zur Krankheit werden

Nun entstehen in jedem von uns täglich Krebszellen, und doch wird in der Regel aus ihnen keine Krankheit. Unser Immunsystem, das die Aufgabe hat, «fremdes Leben» in uns zu unterdrücken (und deshalb z.B. Bakterien abtötet oder Viren eliminiert), erkennt diese Zellen, die sich der Gestaltbildung im Körper verweigern, und löst sie auf.

Ursachen für das Versagen der eigenen Ordnung

Warum haben aber die Kräfte der Gestaltbildung und das Immunsystem versagt, wenn es doch zur Entstehung einer Krebsgeschwulst kommt? Auch diese Frage lässt sich nicht allgemein beantworten. Trotz der vielen Unklarheiten gibt es jedoch eine Reihe interessanter Beobachtungen, die einem helfen können, die eigene Krebsgefährdung zu verringern, und die auch dazu beitragen, eine bereits ausgebrochene Krebskrankheit positiv zu beeinflussen.

Eine ermutigende Krankengeschichte

Vor einigen Jahren untersuchte ich eine ältere Dame und erschrak sehr, als ich ihre rechte Brust sah, die vollkommen deformiert und steinhart war. Ein Brustkrebs, der an einer Stelle bereits die Haut durchbrochen hatte, war über die Brust hinaus auf die seitliche Wand des Brustkorbes gewachsen. Eine solch fortgeschrittene Krebserkrankung kannte ich zwar von Bildern aus alten Büchern, ich hatte etwas Vergleichbares aber noch nie gesehen und eigentlich auch nicht geglaubt, dass solche Fälle noch vorkommen. Ein Frauenarzt hatte der Patientin über lange Zeit versichert, dass ihre Brusterkrankung gutartig sei. Ich muss zugeben, dass ich damit rechnete, dass eine Operation nur einen vorübergehenden Aufschub der Krankheit bewirken würde, zumal bei der Operation nicht alles Tumorgewebe entfernt werden konnte. Eine Bestrahlung oder Chemotherapie lehnte die Patientin ab, weil sie nicht wollte, dass diese Maßnahmen ihre eigenen Kräfte schwächen. Stattdessen wurde die Frau mit Mistel behandelt und sie erhielt außerdem anfangs ein Medikament (*Tamoxifen*), das die Wirkung weiblicher Hormone unterdrückt, da diese bei einem Teil der Brustkrebsfälle das Tumorwachstum anregen. Interessant war aber vor allem, was die Dame auf die Frage sagte, warum sie sich zutraue, die Krankheit vor allem aus eigenen Kräften, unterstützt durch die genannten Medikamente, beherrschen zu können: «Ich weiß, warum ich Krebs habe. Das hängt mit der Beziehung zu meinem Mann zusammen. Ich habe oft sehr unter ihm gelitten, ich konnte aber auch nie «Nein» sagen. Damals hat die Krankheit begonnen. Inzwischen habe ich gelernt zu sagen, was für mich richtig ist und danach zu handeln, und ich weiß auch um den Sinn meines Lebens. Jetzt versuche ich auch anderen zu einer ähnlichen Entwicklung zu verhelfen. Ich habe keine Angst vor meiner Krankheit, sie dient meiner Entwicklung und ich bin sicher, dass es das Schicksal gut mit mir meint.»

Erkennen von Auslösern und Vertrauen in die Schicksalsführung schafft Mut

Die Patientin glaubte also, dass die Entstehung einer Krebsgeschwulst, einer Art «fremder», eigengesetzlicher Lebendigkeit in ihrem Leib damit zusammenhängt, dass sie auch in ihrem Leben nicht ganz «sie selbst» gewesen ist. Dadurch konnte sie auch im

Hoffnung durch Ich-Stärke – die fremde Lebendigkeit überwinden

Leib die Eigengestalt nicht aufrecht erhalten. Jetzt, wo sie so viel Ich-Stärke entwickelt hatte, glaubte sie, auch der Krankheit standhalten zu können.

Inzwischen sind fast 7 Jahre vergangen und es gibt keinen Hinweis auf ein erneutes Tumorwachstum. Offensichtlich wusste die Patientin aus sich heraus schon viel von dem, was inzwischen auch als Ergebnis einer großen wissenschaftlichen Untersuchung bekannt geworden ist. In einem Experiment nahm ein Teil der Menschen mit höchstem Risiko an einem Training teil, das ihnen in wenigen Stunden zeigen sollte, wie sie trotz äußerer Belastungen Wohlbefinden herstellen können (z.B. indem sie wie meine Patientin lernen «Nein» zu sagen – manche müssen allerdings auch lernen «Ja» zu sagen) und wie sie lernen, auf ihre eigene innere Stimme zu achten, autonomer zu werden. 15 Jahre später war in der Patientengruppe, die sich nur dadurch von der Vergleichsgruppe unterschied, dass sie das kurze Training absolviert hatte, weniger als die Hälfte der Anzahl von Krebstodesfällen zu verzeichnen, wie bei den Patienten, die kein Training bekommen hatten. Würde ein Medikament einen derart beeindruckenden Effekt erzielt haben, würde es sicher heftig beworben, und die Schlagzeilen der Boulevardpresse hätten uns vom Studienergebnis berichtet.

Das Erwerben von Autonomie führt zur Senkung des Krebsrisikos

Die Studie ergab nicht nur faszinierende Einsichten in das Zusammenwirken von Risikofaktoren, sondern führte auch zur Identifikation von Schutzfaktoren. Der wirksamste ist bemerkenswerterweise «spontanes Gottvertrauen». In diesem Sinne ist die Überzeugung der geschilderten Patientin, dass ihre Krankheit nicht Ausdruck eines bösen Zufalls ist, sondern Hilfe zu ihrer inneren Entwicklung, vielleicht die wichtigste Ursache des so unerwartet günstigen Verlaufs gewesen.

Nicht nur Risikofaktoren ab-, auch Schutzfaktoren ausbauen

Wir können viel tun, um unsere Krankheitsrisiken zu senken. Wir können riskante Verhaltensweisen wie Rauchen und Alkoholkonsum unterlassen oder zumindest einschränken, wir können viel Obst und Gemüse aus gutem Anbau essen und den Fettanteil unserer Ernährung reduzieren.

Neben diesen mehr äußerlichen Bereichen lässt sich aus dem eben Beschriebenen aber auch erkennen, dass es in hohem Grade gerade innerliche Aspekte sind, die uns schützen können. Es ist gut, dass wir – unter Umständen unterstützt von Ärzten, Therapeuten und Trainern – selbst Entscheidendes bewirken können.

Eigene Kraft gegen den Krebs fördern. Wie Autonomietraining, Kunsttherapie und Mistelbehandlung wirken

Die Entfernung des Tumors heilt noch nicht die Krankheit

Was aber ist, wenn sich Krebs bereits gebildet hat? Wir hatten gesehen, dass in jedem von uns ständig Krebszellen entstehen, dies aber nicht zwingend zur Krankheit führt, weil wir über gestaltende Kräfte in uns verfügen, die in der Regel eine eigensinnige Lebendigkeit nicht zulassen. Ist es dennoch zur Bildung einer Krebsgeschwulst gekommen, die sich wie ein fremdes Lebewesen (daher der Name) verhält, haben die eigenen gestaltenden Fähigkeiten offenbar nicht ausgereicht. Zunächst wird man versuchen, diese Geschwulst möglichst vollständig aus dem Körper zu entfernen. Hierzu dient in erster Linie die Operation, in besonderen Fällen auch die Bestrahlung oder Chemotherapie, eventuell auch eine Kombination dieser Maßnahmen.

Fördern der inneren Aktivität

Selbst wenn es gelingt, den Tumor vollständig zu entfernen, ist damit aber noch nichts an der Situation geändert, die zu seiner Entstehung geführt hat. Im Gegenteil: Die genannten Maßnahmen schwächen – so nötig sie sein mögen – auch die eigene Kraft. Eine umfassende Behandlung muss daher auch diese Seite einbeziehen. Eine Möglichkeit dafür ist «Autonomietraining» wie es von dem Wissenschaftler Roland Grossarth-Maticek entwickelt wurde. Von ihm ist ein Buch erschienen, das sich in erster Linie an Therapeuten richtet, aber auch für manchen Patienten interessant sein kann:

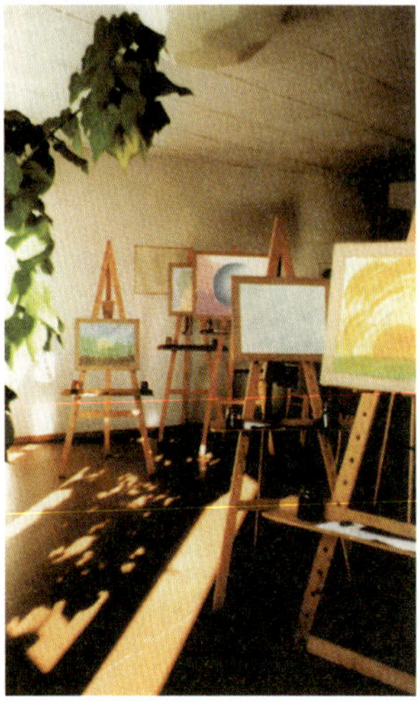

Künstlerische Therapieformen können die eigenen Kräfte anregen.

Autonomietraining, Gesundheit und Problemlösung durch Anregung der Selbstregulation.

Ein anderer, ebenfalls vom Seelischen ausgehender Ansatz stammt von Carl Simonton, von dem es ein Buch gibt, das sich besonders an Patienten wendet: *Auf dem Weg der Besserung.*

Sehr unmittelbar können die eigenen leibgestaltenden und -formenden Kräfte auch durch künstlerische Therapieansätze wie Plastizieren, Malen, Musik, Sprachtherapie oder Heileurythmie angeregt und gelenkt werden. Die anthroposophische Medizin hat seit Jahrzehnten diese Therapiemöglichkeiten entwickelt und anthroposophische Ärzte arbeiten oft eng mit Kunsttherapeuten zusammen, um die Heilungskräfte ihrer Patienten nicht nur durch Gespräche, äußere Anwendungen und Arzneitherapien, sondern auch durch diese geführte und innerlich erlebnisreiche Eigentätigkeit anzuregen. Die schöpferische Tätigkeit in der Außenwelt kann den Menschen an sein innerstes Zentrum heranführen, von dem unterbewusst auch die Leibgestaltung impulsiert wird.

Medikamentöse Therapieformen

Aber es gibt selbstverständlich auch intensive medikamentöse Therapiemöglichkeiten. Schon vor etwa 80 Jahren hat Rudolf Steiner darauf hingewiesen, dass man aus der Mistel ein Krebsheilmittel machen könne, das im Idealfall sogar eine Operation zu ersetzen vermag. Inzwischen kann man mit der Literatur über Mistelwirkungen ganze Regale füllen. Zahlreiche Inhaltsstoffe, die tumorauflösend, die immunologische Abwehr fördernd oder schmerzlindernd und stimmungsaufhellend wirken, wurden in der Pflanze gefunden. Kann man aber auch ohne chemische Analyse, biochemische Experimente und Tierversuche einsehen, dass Mistel und Krebs eine Beziehung zueinander haben?

Beziehung zwischen Mistel und Krebs

Die Mistel entdecken wir meist nur im Winter, obwohl sie in den meisten Gegenden Deutschlands häufig ist. Erst wenn die Bäume kahl und blattlos dastehen, leuchtet sie als Kugelbusch aus den Zweigen ihres Wirtes. Parasitisch zapft sie die Wasserleitungs-

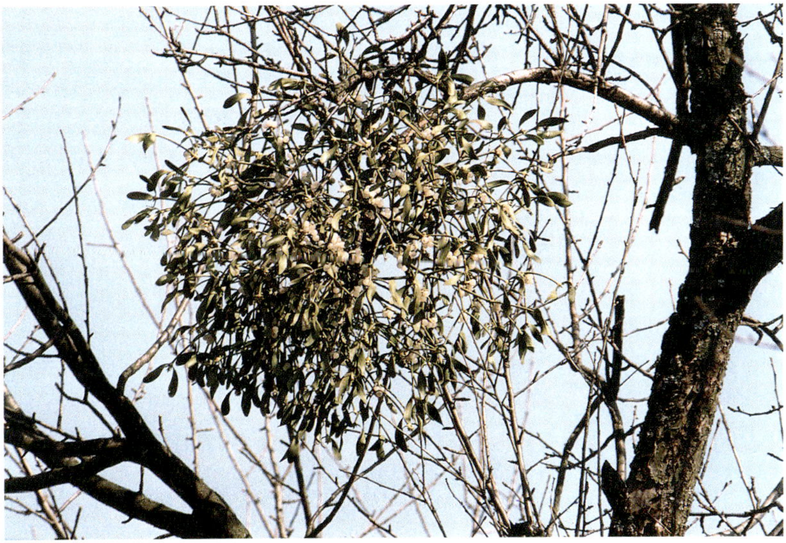

Die Mistel zeigt Eigenschaften, die der Kranke seelisch-geistig entfalten sollte, statt dass sie der Tumor leibhaftig bildet.

bahnen des Baumes an, auf dem sie wächst, und während dieser in Winterruhe tritt, bricht für die Mistel die aktivste Zeit an. Im Sommer ist das Innere der Baumkrone dunkel, im Winter aber dringt das Licht ungehindert zur Mistelkugel. In der Weihnachtszeit reifen ihre weißen Beeren und wir finden Mistelzweige auf vielen Weihnachtsmärkten zum Kauf angeboten. Der Aktivitätsrhythmus der Mistel verhält sich zum Jahreslauf der übrigen Pflanzenwelt geradezu umgekehrt – höchst autonom. Aber auch die Gestalt der Mistel ist eigentümlich. Die meisten Pflanzen strecken sich zum Himmel, sie streben zur Sonne, zum Licht. Die Mistel scheint dagegen gar keine Ausrichtung an der Außenwelt, sondern vielmehr ihr Zentrum ganz im eigenen Inneren zu haben.

In Hinblick auf die Krebskrankheit berühren einen diese Eigenarten in doppeldeutiger, ambivalenter Weise, denen auf der Ebene des mikroskopischen Feinbaues und der Inhaltsstoffe noch viele hinzugefügt werden könnten. Manche der Fähigkeiten der Mistel, wie z.B. relative Autonomie und Zentriertheit im eigenen Innenraum, kann man einem Krebskranken nur wünschen. Jedoch erinnert auch einiges an die Eigenschaften des Tumors selbst. Auch die Krebszelle verhält sich autonom, kümmert sich nicht um die Gestalt der Organe, sondern der Tumor setzt überall seine eigene, meist mehr oder minder kugelige Form durch, ohne sich um die Gestaltungskräfte des Organismus zu kümmern. Man hat den Eindruck, dass der Mensch eigentlich seelisch und geistig Fähigkeiten haben sollte, die ihm karikaturartig der Tumor auf leiblicher Ebene krankhaft vormacht. Damit ist nicht gemeint, dass der Mensch ohne jede Wahrnehmung der Umgebung sich selbst durchsetzen sollte. Aber seine eigenen Impulse empfinden und umsetzen zu können, auch wenn die Umgebung dem zunächst scheinbar entgegen steht, ist eine hoch zu schätzende menschliche Qualität. Jedenfalls lehrt uns die «systemische Epidemiologie», also die Wissenschaft von der Entstehung, Verbreitung und Bekämpfung sowie den sozialen Folgen von Krankheiten, dass genau diese Eigenschaften uns vor der Entwicklung einer Krebserkrankung schützen können.

«Schlafende» Sommermistel, «wachende» Wintermistel

So erscheint die Mistel gleichermaßen als Spiegelbild des Tumorwesens wie auch unter bestimmten Aspekten als Vorbild für den tumorkranken Menschen. Solche zahlreichen, polaren Doppelaspekte gibt es bei der Mistel zuhauf. Das ist einer der Gründe, weshalb in der anthroposophischen Mistelpharmazie auch zwei Gegensätze, die «schlafende» Sommermistel und die «wachende» Wintermistel in einem komplizierten Herstellungsprozess vereinigt werden und so eine Ganzheit geschaffen wird, die es in der Natur nicht gibt, damit dadurch erst ein wahres Heilmittel entsteht. Je nach der Art wie diese Ganzheit geschaffen und wie sie vom Arzt eingesetzt wird, können verschiedene Richtungen der Mistelwirkung betont werden. Wenn bestimmte Mistelpräparate in konzentrierter Form in Tumore gespritzt werden, kann es zum Teil zu eindrucksvollen Tumorauflösungen kommen. Dagegen wirken feine Gaben oft anderer Präparate mehr anregend auf das Immunsystem oder sie fördern die innere Entwicklung des Kranken.[8]

Tatsächlich haben jahrzehntelange Untersuchungen an über zehntausend Krebspatienten (wiederum von Prof. Roland Grossarth-Maticek) nicht nur eine deutlich lebensverlängernde Wirkung gezeigt, sondern auch belegt, dass Mistelgaben die Autonomie der Behandelten fördern, also gewissermaßen wirklich eine «innere» Qualität der Pflanze vermittelt werden konnte.

Die Misteltherapie fördert die Wärmeorganisation und hilft, seelische Wärme freizusetzen

Welche Wirkungsrichtung man aber auch betont, immer kommt es zu einer Beeinflussung der Wärmeorganisation des Menschen. Es ist gut gesichertes Wissen, dass Fieber einen Schutz vor Krebs darstellt und ab und an eine Krebserkrankung allein durch anhaltend hohes Fieber überwunden worden ist (auf diesen Zusammenhang wird ausführlicher im Kapitel «Fieber: Ausdruck von Heilungsprozessen», ab Seite 41 eingegangen). Führt die massive Mistelgabe mit ihrer tumorauflösenden Wirkung oft zu hohem Fieber, so sind die Wirkungen der feineren und potenzierten Mistelgaben zarter: Es kommt zu einer Anregung der Temperaturbewegung, die der Gesunde im Tagesverlauf hat, die aber bei Vorliegen einer Krebskrankheit oft erstarrt ist. Aber auch innere Wärmequalitäten werden gefördert, auf welche die Sprache hindeutet, wenn wir z.B. von «flammender Begeisterung» oder «warmer Herzlichkeit» sprechen. In der Tat kann unter einer Misteltherapie eine erlahmte Initiativkraft erwachen oder eine depressive Stimmung aufgehellt werden. Ganz sicher ist die heute existierende Misteltherapie keine «Wunderwaffe» gegen den Krebs. Sie kann aber eine wertvolle und zentrale Stellung in der umfassenden Behandlung krebskranker Menschen darstellen, die mit ihrer Krankheit leben und diese zu überwinden versuchen.

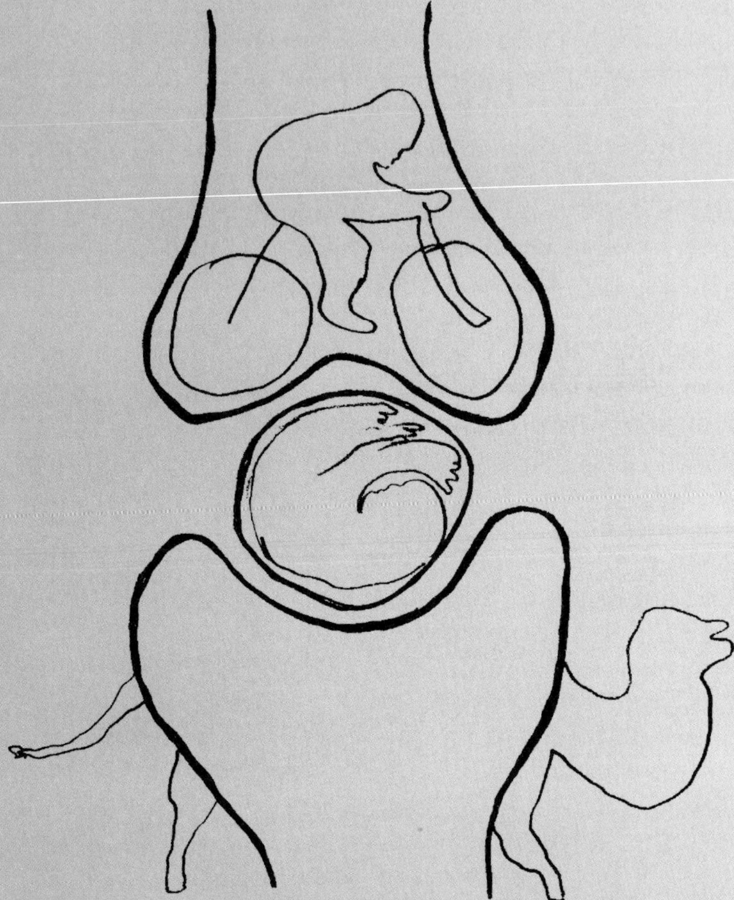

Müssen die Gelenke im Alter wehtun? Arthrose und wie man ihr begegnet

Ein Mann, den lange schon die Gliederkrankheit plagte,
Tat alles, was man ihm nur sagte,
Und konnte doch von seiner Pein
Auf keine Weise sich befreien.
Ein altes Weib, dem er sein Elend klagte,
Schlug ihm geheimnisvoll ein magisch Mittel vor.
«Ihr müsst Euch», zischt sie ihm ins Ohr,
«Auf eines Frommen Grab bei früher Sonne setzen
und Euch mit dem gefallnen Tau
Dreimal die Hand, dreimal die Schenkel netzen;
Es hilft, gedenkt an eine Frau.»

Christian Friedegott Gellert

In unseren Knochen wirkt die Schwere

Im Mutterleib schwebte unser Körper im Fruchtwasser in vollkommener Schwerelosigkeit wie im Weltall. Anfangs ist der Embryo noch fast durchsichtig und erst allmählich wird schwere und trübe Substanz aufgenommen. Mit der Geburt fällt dann der Auftrieb der Wasserumgebung weg und die Schwere wirkt vollends auf den Leib. Während der Kopf sich im Mutterleib als vollkommene Sphäre bildet, kann er jetzt durch Druck verformt werden, z.B. wenn ein Frühgeborenes zu lange immer auf dem Rücken liegt und der Hinterkopf hierdurch flachgedrückt wird.

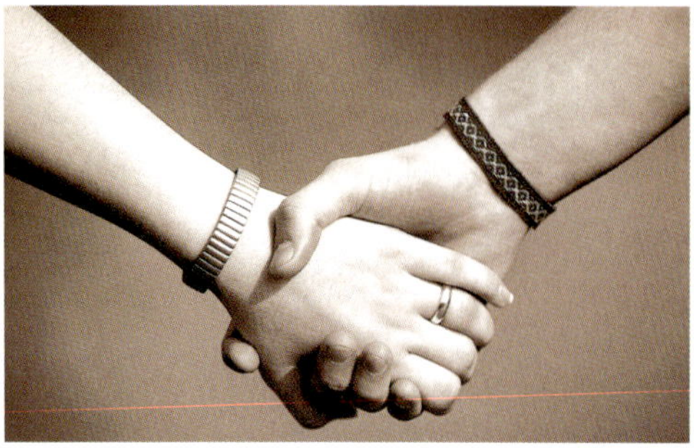

In unseren Händen spiegelt sich nicht nur die tägliche Arbeit.

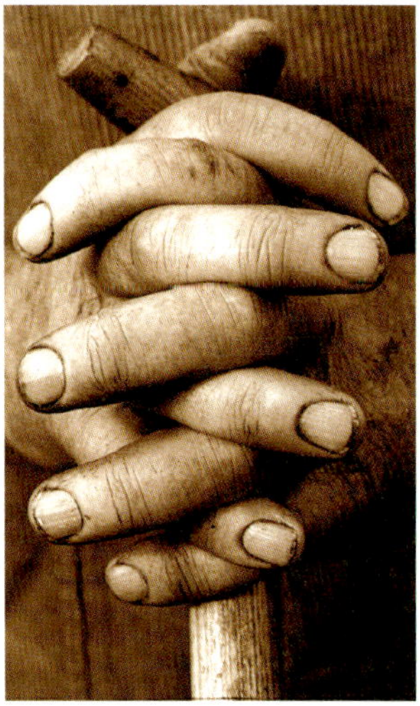

Aber wir brauchen die Schwere. Unsere Knochen reifen durch sie aus und formen sich ständig so um, dass sie optimal die mechanischen Kräfte aufnehmen können. Zuverlässig beugt das Einwirken von Schwere, z.B. durch Tragen einer Last auf dem Kopf wie bei vielen Afrikanerinnen, auch einem übermäßigen Knochenabbau, der Osteoporose, vor.

In den Knochen wirkt aber nicht nur die Schwere, wir überwinden sie auch, indem wir uns an ihnen mittels Muskelkraft aufrichten. Hierfür ist es unerlässlich, dass die geraden Knochen immer wieder durch die Gelenke unterbrochen werden. Sie ermöglichen Beweglichkeit, sie bilden aber immer auch einen kleinen «Leichteraum», der sich der Schwere gegenüberstellt. Jeder Körper wird, wenn er in Flüssigkeit eingetaucht wird, um so viel leichter, als das Gewicht der verdrängten Flüssigkeit beträgt. Diesem nach Archimedes benannten Prinzip verdankt sich das Schweben des Embryos, aber auch die im Körper nahezu vollständige Gewichtslosigkeit unseres in Wasser gebetteten Gehirns.

Auch die Gelenke bilden einen solchen «Auftriebsraum», sind sie doch von einem feinen Film von «Gelenkschmiere» erfüllt, welche den Raum zwischen Gelenkkapsel und Knorpel ausfüllt. Es ist auch kein Zufall, dass in den Gelenken mehr oder minder deutlich die Form der Sphäre auftaucht, deren Vollendung in einer Kugel besteht – der Form, die durch ein vollkommen harmonisches Wirken der Kräfte von allen Seiten erzeugt wird. Damit hängt es auch zusammen, dass in der Technik das Kugellager so herausragende Eigenschaften aufweist, wenn es darum geht, Schwerekräfte und Beweglichkeit zu vermitteln.

Das Heraustreten aus dem vorgeburtlichen Auftriebsraum in die äußere Welt mit ihrer Schwerewirkung ist von besonderer

Dramatik. Durch das ganze Leben hindurch gewinnt von da an die Schwere immer mehr Einfluss. Alle Gewebe werden flüssigkeitsärmer, trockener, spröder. Der bläuliche Glanz des elastischen Gelenkknorpels nimmt ab, wo er – z. B. durch einseitigen Hochleistungssport – abgenutzt wurde, wird er sogar durch minderwertigen, gelblichen Faserknorpel ersetzt, bis dann auch dieser abgerieben ist und Knochen auf Knochen reibt.

Im Laufe unseres Lebens wird unser Körper spröder – er verfällt mehr und mehr der Schwere

Es ist nicht zu verhindern – unser Körper wird im Verlauf des Lebens immer spröder, «irdischer», er nutzt sich ab. Zwar haben wir ungeheure Erneuerungskräfte in uns – jede Nacht quellen die Gelenkknorpel wieder, die durch die Lastwirkungen des Tages ausgepresst wurden –, aber ganz lässt sich der Verfall nicht aufhalten. Die Knorpel werden dünner, die sphärischen Gelenkköpfe flachen sich ab und irgendwann können sich knollige Kalkauswüchse bilden, welche die Bewegungsfähigkeit einschränken: Arthrose entsteht.

Auch wenn wir diesem Schicksal, das schon mit der Verselbstständigung aus der embryonalen Welt der Schwerelosigkeit beginnt, die notwendig für unser Menschsein ist, nicht ausweichen können, muss es doch nicht zu Kranksein führen. Wie oft steht man als Arzt staunend vor Röntgenbildern verformter Gelenke alter Menschen, die keinerlei Beschwerden haben, und wie oft wird man andererseits wegen erheblicher Schmerzen um Rat gefragt, obwohl sich nur ganz zarte Gelenkveränderungen zeigen.

Ob Beschwerden entstehen, hängt vom Inneren Verhältnis von Schwere und Leichte ab

Oft erlebt man, dass es für das Entstehen oder Ausbleiben von Schmerz und Behinderung entscheidend ist, wie es um das innerliche Gleichgewicht von Schwere und Leichte bestellt ist. Besonders augenfällig ist das bei bestimmten Arthroseveränderungen an den Gelenken der Finger, die ja in der Regel – zumindest in unserer postindustriellen Gesellschaft – keinen schweren mechanischen Belastungen mehr ausgesetzt sind. Vor allem Frauen sind von dieser Arthroseart betroffen, und während sie für die einen nur ein kosmetisches Problem darstellt, leiden andere unter erheblichen Beschwerden. Fast immer lässt sich dann eine beträchtliche Depressivität feststellen, oft besteht ein massiver Konflikt in der Partnerschaft oder in der beruflichen Sphäre. Und fast immer waren meiner Erfahrung nach dann die Gelenkbeschwerden wie weggeblasen, wenn es gelang, den Konflikt aufzulösen, eine seelische Weiterentwicklung anzustoßen, die innere Schwere zu überwinden. Die Wege dazu waren ganz unterschiedlich, manchmal half das Gespräch, manchmal ein anthroposophisches oder homöopathisches Medikament, oft beides zusammen. Hilfreich kann auch Kneten von erwärmtem Wachs oder Fango sein.

Ausgewogene Bewegung als zentrales Heilmittel für die Gelenke

Wo große Gelenke, vor allem an den Beinen, welche die Schwere des Körpers tragen müssen, betroffen sind, ist es zur Linderung häufig nötig, zusätzliche mechanische Aspekte zu berücksichtigen. Eine orthopädische Veränderung der Schuhsohle kann hier schon ausreichen, ab und an ist auch ein orthopädischer Eingriff an den Knochen erforderlich, der dazu führen soll, das Gewicht günstiger im Gelenk zu verteilen.

Bewegung ist ein zentrales Heilmittel für die Gelenke und fast immer werden Arthroseschmerzen durch sie besser. Viele Muslime berichten, dass sie seltener an den Gelenken leiden als wir, da sie das fünfmal täglich erfolgende Gebet, bei dem sie sich Richtung Mekka beugen, beweglich erhalte. Auch uns würde es gut tun, mehrfach täglich alle Gelenke voll durchzubewegen. Wichtig ist allerdings, dass, zumindest wenn schon eine Arthrose besteht, dabei eine Entlastung von der Schwere erfolgt. Jogging ist daher nicht günstig, sondern kann die Beschwerden sogar verschlechtern, wenn man bei jedem Schritt hart auf dem Boden auftrifft. Eine schwer arthrosekranke über 90-jährige Filmemacherin hat sogar mit dem Tauchsport begonnen, da sie sich an Land fast nicht rühren kann, in der Schwerelosigkeit des Wassers aber völlig beschwerdefrei wird. Nur wenige werden im Alter in dieser Weise zu «embryonalen Verhältnissen» zurückkehren wollen. Aber auch Schwimmen und Rad fahren entlastet die Gelenke und bringt Bewegung. Eine Bewegung, die ganz von der Schwere befreit und seelisch erfüllt ist, ist die Eurythmie. Als Heileurythmie kann sie in der Behandlung der Arthrose Entscheidendes leisten, indem sie zur Durchwärmung der steifen Gelenke führt, sie mit vom Ich geführter Empfindung durchdringt und in die Leichte hebt.

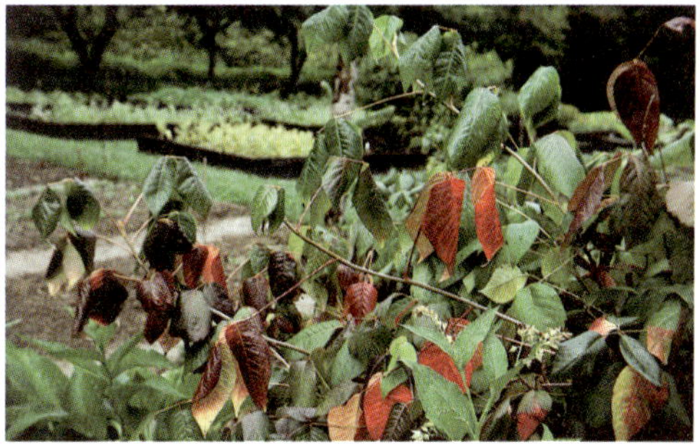

Rhus toxicodendron

Ein homöopathisches Medikament, das besonders dann hilfreich ist, wenn Bewegung zu einer Linderung der Beschwerden führt, ist *Rhus toxicodendron*. Diese Pflanze gehört zu einer Familie, die eigentlich in den Tropen beheimatet ist, der Mangobaum gehört beispielsweise zu ihr. *Rhus toxicodendron* hat sich weit in den Norden gewagt. Er reagiert empfindlich auf Kälte und nach der ersten kühlen Nacht leuchten seine zwar dunkelgrünen Blätter hellrot auf. Die Pflanze bildet keine klare Gestalt, sondern überall neue Ausläufer, mit denen sie sich über den Boden windet. Vielleicht kann man diese Signaturen als Hinweis auf die Leitsymptome «Verschlechterung durch Kälte» und «Besserung durch Bewegung» deuten. Man kann versuchen, von der D6 bis zu fünfmal täglich fünf Globuli oder Tropfen einzunehmen. Sehr hilfreich können auch so genannte «Organpräparate» der anthroposophischen Medizin aus Gelenkknorpel (z.B. *Cartilago comp.*) sein. Hierüber sollten Sie aber mit Ihrem Arzt sprechen.

Wärme als wichtige Quelle der Linderung

Von großer Bedeutung ist auch die Wärme. Einölen der Gelenke, warme Bäder, warme Packungen, z.B. mit erwärmtem Bienenwachs. Auch das Einhüllen in Wolle tut gut. Eine sehr wirksame medikamentöse Behandlung, die auch Wärme an das Gelenk heranführt, ist die Misteltherapie. Diese ist vor allem aus der Krebsbehandlung bekannt (siehe hierzu «Unerwartete Krebsursachen», ab Seite 115), sie kann aber auch bei der Arthrose helfen: Hierbei gibt der erfahrene Arzt Spritzen in die Haut der Gelenkumgebung, sofern keine Entzündung im Gelenk besteht. Um die Einstichstellen kommt es zu einer leichten entzündungsartigen Reaktion mit Rötung und Wärme. Für einige Tage können danach die Beschwerden schlechter sein, dann folgt meist eine anhaltende Besserung. Eine gute Ergänzung hierzu sind die bereits erwähnten potenzierten Organpräparate der Gelenkknorpel. Es ist kein Zufall, dass gerade in der Mistel, die wie schwerelos als Kugel im Baum wächst, eine solche Kraft liegt, dort zu helfen, wo wir zu «irdisch» geworden sind.

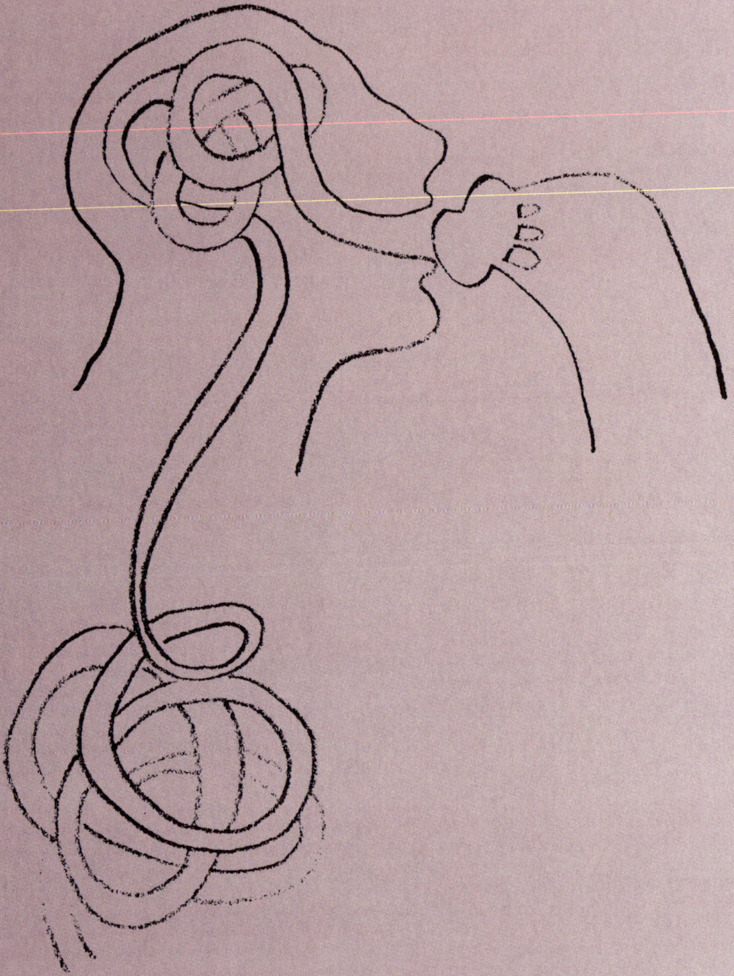

Verdauungsbeschwerden – oft eine Frage der Bewegung

Der Sonne Licht durchflutet
Des Raumes Weiten,
Der Vögel Singen durchhallet
Der Luft Gefilde,
Der Pflanzen Segen entkeimet
Dem Erdenwesen,
Und Menschenseelen erheben
In Dankgefühlen
Sich zu den Geistern der Welt.

Rudolf Steiner

Die Nahrung verschwindet in einer Sphäre der Unbewusstheit

Die Verdauung ist ein geheimnisvoller Vorgang. Der Apfel, ein leckeres Mahl, alles wird zunächst wahrgenommen, durch Anblick, Geruch, Geschmack, Tastgefühl von Zunge und Gaumen, dann aber vollständig aufgelöst, und es verschwindet in der Unbewusstheit unseres Bauches. Schließlich ziehen wir aus ihnen die Fähigkeit, unseren Leib, der augenscheinlich nichts mehr mit der aufgenommenen Substanz zu tun hat, aufzubauen und zu erhalten, wir gewinnen Stärke, Bewusstsein und Fähigkeit zur Tat.

Wann können Verdauungsstörungen Zeichen ernster Krankheiten sein?

Leckeres Essen macht Freude, aber sobald wir den Bissen geschluckt haben, erleben wir nichts mehr von ihm. Oder wir sollten es zumindest nicht mehr tun. Wenn er uns im Magen liegt, zu Aufstoßen und Sodbrennen führt, Blähungen verursacht oder wir uns seiner Reste nicht entledigen können, weil uns Verstopfung plagt, dann ist etwas nicht in Ordnung. Sicher gibt es Fälle, in denen solche Erscheinungen Zeichen einer Krankheit sind. Wenn zusätzlich wiederkehrender Schmerz auftritt, muss eventuell ein Geschwür von Magen oder Zwölffingerdarm ausgeschlossen werden (obwohl die meisten Bauchschmerzen harmlose Ursachen haben), und selbstverständlich ist auch gleichzeitiges Fieber oder Blut im Stuhl ein mögliches Alarmzeichen, das zum Arzt führen muss. Es könnten z.B. Aussackungen der Darmwand – so genannte Divertikel – vorliegen, in denen sich Nahrungsbestandteile verklemmt haben, die nun zu Entzündungen führen. Aber viel häufiger ergibt die gründliche Untersuchung «keine organische Ursache». Was kann man dann tun?

Zeit und Atmosphäre zum bewussten Aufnehmen der Nahrung schaffen

Vor vielen Jahren fiel mir auf, dass ich immer ein Druckgefühl im Magen hatte und mich müde und unwohl fühlte, wenn ich aus der Kantine kam, nie aber wenn ich zum Essen eingeladen war oder selbst gekocht habe. Natürlich schimpfte auch ich erst einmal auf das schlechte Essen, das bestimmt zu fett war und zu lange warm gehalten wurde. Na ja, eine liebevoll zubereitete Mahlzeit mit fein gewürzten, knackig frischen Zutaten aus dem Naturkostladen ist schon etwas anderes, aber das allein war es wohl nicht. Ich bemerkte, dass ich in der Kantine nur ein Drittel der Zeit benötigte wie beim ruhigen Essen daheim oder mit Freunden. Ich schlang das Essen hinunter, dachte an Patienten und unterhielt mich mit Kollegen über Krankheiten (manchmal las ich sogar beim Essen in einer Fachzeitschrift). Oft hätte ich am Abend nicht mehr sagen können, was ich am Mittag gegessen hatte. Ich nahm mir vor, doppelt so lange zu essen und mich möglichst mit Menschen zusammen zu setzen, mit denen ich über Schönes sprechen konnte. Ich wollte bewusst jede einzelne Speise schmecken und genießen und herausfinden, welche Gewürze der Koch heute verwendet hat. Ich merkte jetzt, dass ich längst satt wurde bevor der Teller leer war und ich zuvor wohl einfach zu viel gegessen hatte. Jetzt war das Gefühl im Bauch viel besser, wenn ich vom Tisch aufstand. Natürlich gab es Besseres als Kantinenessen, und Tief-

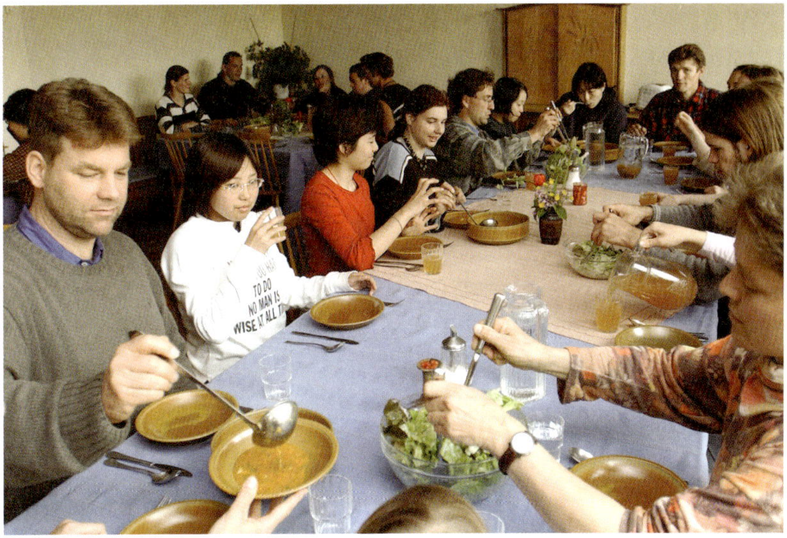

Beim Essen sollten wir uns Zeit und Ruhe lassen – nicht nur die Nahrung selbst, auch die Atmosphäre wirkt auf uns.

kühlkost und Geschmacksverstärker blieben problematisch, aber offenbar lässt sich ihre Wirkung durch die Haltung verbessern, mit der man sie zu sich nimmt. Es wurde noch besser, als ich mir vornahm, Dankbarkeit für das zu entwickeln, was ich da bekomme. Für Erde, Sonne und Regen, die das Gemüse wachsen ließen, für den Bauern, der es pflegte und erntete, für die Küchenhelfer, die es stundenlang putzten und zerkleinerten – und auch für die immer missmutige Frau, die mir den Teller füllte (über die ich mich sonst oft geärgert hatte, was meinen Magen sicher eher verkrampft, als zur Nahrungsaufnahme bereit gemacht hatte).

Die Verdauung beginnt nicht erst im Darm

Durch aufwändige Untersuchungen weiß man, dass nicht nur Herzschlag und Atem in geradezu musikalischen Verhältnissen aufeinander in ihrem Rhythmus abgestimmt sind, sondern auch alle Verdauungsvorgänge. Schon die Muskelwellen, die den Bissen durch die Speiseröhre schieben, die Bewegungen, die den Nahrungsbrei im Magen kneten, ihn später in den Darm spritzen und erst recht alle die wiegenden, schaukelnden und vorwärts treibenden Bewegungen im Darm. Normalerweise nehmen wir dies nicht wahr. Es kann aber zu vielfältigen Störungen kommen. Verkrampfungen können auftreten, die Abstimmung der Einzelbewegungen sich auflösen oder sie können in die falsche Richtung laufen, aber auch (z.B. bei der Verstopfung) insgesamt zu schwach sein. Diese Fehlbewegungen können dann als Unwohlsein und Schmerz ins Bewusstsein treten. Fehlbesiedlungen des Darmes mit Bakterien oder Pilzen (z.B. den viel diskutierten Candida-Hefen) können Folge der gestörten Bewegungsmuster sein. Weil der Darm unsere größte Kontaktfläche zur Außenwelt ist und gleichzeitig unser größtes Immunorgan (!), können seine Störungen vielfältige Beeinträchtigungen unseres Gesamtbefindens nach sich ziehen.

Der Darm ist unser größtes Immunorgan

Schon beim Kauen bestimmen wir den Rhythmus der Verdauung

Nur ganz am Anfang der Verdauung können wir selbst die Bewegung bestimmen, beim Kauen. «Gut gekaut ist halb verdaut» – unsere Großmütter hatten Recht, wenn sie das behaupteten. Durch gutes Kauen und intensives Wahrnehmen der Speise im Mund wird die gesamte Verdauung positiv gestimmt, die Aufgabe, die Nahrung vollständig aufzulösen, damit sie nicht in uns ein Eigenleben (z.B. in Form von Allergien) entfaltet, wird hierdurch wirksam unterstützt. Sogar bei schweren Entzündungen im Darm konnte gezeigt werden, dass feinst zerkleinerte Nahrung, wie sie durch gutes Kauen erzielt wird, den Zustand des Darmes ähnlich günstig beeinflusste wie das sonst häufig in diesen Fällen verwendete Cortison. Wie viel muss es dann helfen, wenn die Verdauung noch nicht so schwer erkrankt ist! Probieren Sie einmal aus, wie sich die Nahrung anfühlt, wenn Sie einen Bissen 100-mal oder auch nur 30-mal kauen! Schon viele Patienten mit chronischen Verdauungsstörungen berichteten, dass die Beachtung des einfachen Rates so lange zu kauen, bis die Nahrung ganz flüssig geworden ist, sie anhaltend von jahrelangen Beschwerden befreit hat.

Bewegung und Verdauung

Aber auch die Gliedmaßenbewegung harmonisiert die komplexen Bewegungen in unserem Inneren. «… oder tausend Schritte tun», schlugen schon die Römer als Vorbeugung von Verdauungsbeschwerden vor. Sie hatten Recht und ebenso Rudolf Steiner, wenn er von einem «Stoffwechsel-Gliedmaßen-System» sprach. Wirklich ist beides untrennbar verknüpft. Kein Wunder, dass hartnäckige Beschwerden durch Heileurythmie, eine besonders geführte Bewegungsbehandlung, aufgelöst werden können. Wenn man sich mit den feinen Rhythmen der Verdauungsbewegungen beschäftigt, erstaunt es einen auch nicht mehr, dass Regelmäßigkeit des Essens gut tut, ein ständiges «Zwischenreinessen», während man sich gleichzeitig mit anderem beschäftigt, aber die Verdauung auf Dauer schädigt.

Heileurythmie rhythmisiert Verdauungsvorgänge

Sicher reichen die angeführten Vorschläge nicht immer aus. Manchmal schlägt Kummer auf den Magen, der in Gespräch oder Kunsttherapie aufgelöst werden kann, manchmal muss die Tätigkeit der Verdauungsdrüsen durch Bitterstoffe und Gewürze angeregt werden. Nicht immer ist ein Medikament nötig. Auch Chicorée, Radicchio oder Artischocken, Kümmel, Majoran, Kurkuma, Ingwer oder die von der heiligen Hildegard so gepriesene Galgantwurzel (man bekommt sie in Asien-Läden) wirken oft Wunder. Auch eine zu geringe Trinkmenge (vor allem zwischen den Mahlzeiten) kann die Verdauung verschlechtern. Manchmal braucht es aber doch das Medikament, den Rat des Arztes (z.B. eine Zeit lang bestimmte Nahrungsmittel zu meiden) oder eine Kupfer- oder Sauerklee-(*Oxalis*-)Salbe, die im Uhrzeigersinn auf den Bauch einmassiert wird, um Wohlbefinden zu erreichen. Sehr viel hängt jedoch von unserer eigenen Lebensführung ab. Schließlich sollte man die Beschäftigung mit der Verdauung aber auch wieder vergessen können. Die Beschwerden kommen ja auch daher, dass etwas, was unbewusst bleiben sollte, zu sehr «auftaucht». Und wir leben ebenso wenig um zu essen, wie um zu verdauen. Es ist gut, dem Essen Raum zu geben, es zu genießen, dann aber möglichst freudig etwas ganz anderes zu tun. Wenn das dann immer wieder auch mit Bewegung verbunden ist, so ist es nur um so besser.

Gewürze und Bitterstoffe regen die Verdauung an

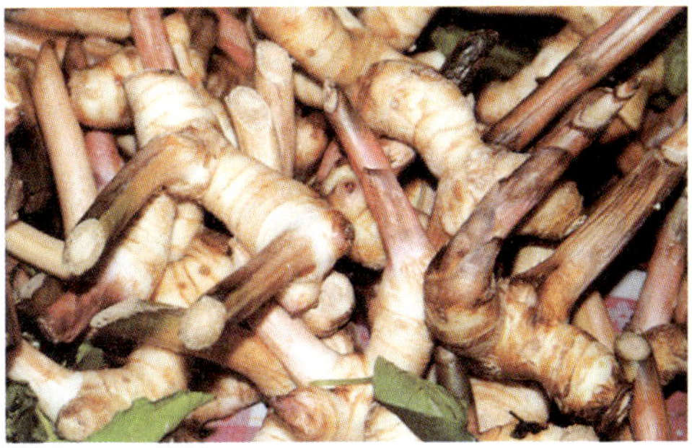

Galgantwurzel

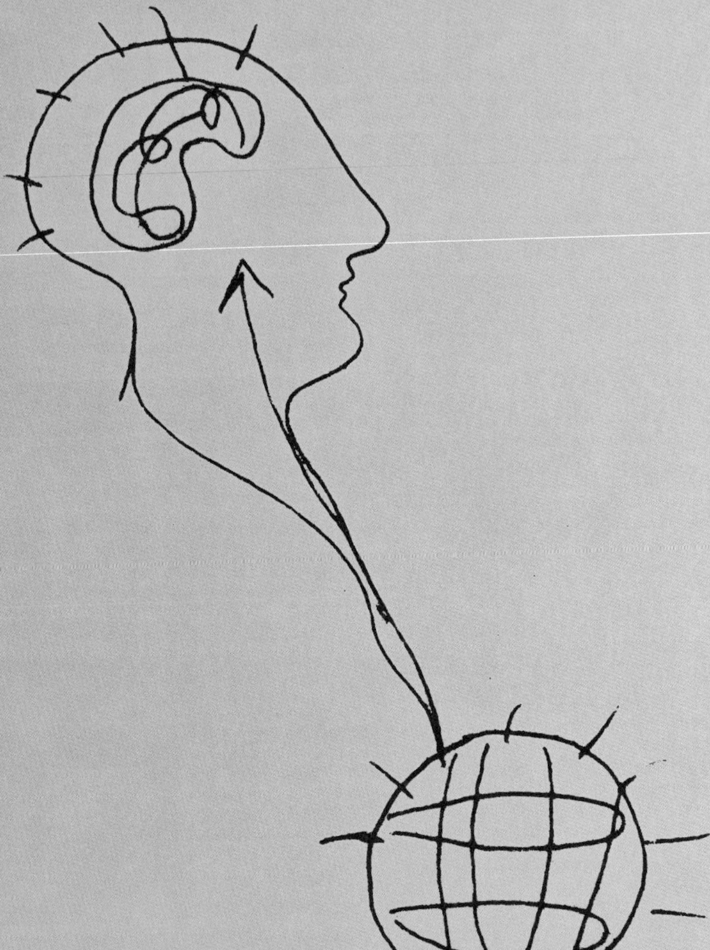

Haare – Ausdruck des Menschenwesens

… Er träumt. «Gesteh!» Sie schweigt. «Gib ihn heraus!»
Sie schweigt.
Er zerrt das Weib. Zwei Füße zucken in der Glut.
Aufsprüht und zischt ein Feuermeer, das ihn verschlingt …
«Erwach! Du solltest längst von hinnen sein! Es tagt!»
Durch die Tapetentür in das Gemach gelangt,
Vor seinem Lager steht des Schlosses Herr – ergraut,
Dem gestern dunkelbraun sich noch gekraust das Haar …

Conrad Ferdinand Meyer

Das Haar als Schnittstelle zwischen Lebendigem und Totem

Unsere Haare stehen an der Grenze zwischen uns und der Außenwelt. Wenn man ein Haar an der Spitze abschneidet, tut es nicht weh, wenn man daran zieht dagegen sehr. Im Haar erreicht die Lebenstätigkeit unseres Leibes eine äußerste Grenze, es beginnt der Übergang in tote Substanz. Wie diese Haarsubstanz beschaffen ist, hängt aber mit den Verhältnissen des ganzen Organismus zusammen. Nach schwerer Krankheit, nach anstrengender Schwangerschaft und auslaugender Stillzeit kann der Glanz des Haares erlöschen, die Haare werden brüchig oder fallen vermehrt aus. Eine Überfunktion der Schilddrüse kann zum Dünnerwerden der Haare führen. Sie glänzen dann zwar schön seidig, die Frisur hält aber nicht mehr und früher gewellte Haare hängen jetzt schlaff herab. Eine schwerere Unterfunktion dieses für die Regulation des Stoffwechsels zentralen Organs führt dagegen zu festem, aber

Beschaffenheit der Haarsubstanz gibt Auskunft über unser Befinden

stumpfem, struppigem Haar, das nach allen Seiten absteht und sich nicht kämmen lassen will.

Äußere Anwendungen helfen nur partiell – inneren Ursachen (Mangelerscheinungen u.a.) gilt es zu erkennen

Schon an diesen wenigen Beispielen ist zu erkennen, wie fein sich in der Beschaffenheit des Haares, eines «toten Produktes des Lebens unseres Leibes», unsere Gesundheit widerspiegeln kann. Jeder weiß, dass ein gesundes Pferd oder ein munterer Hund ein schönes Fell hat. Umso erstaunlicher ist es, dass ganze Industriezweige davon leben, den Haaren allein durch äußere Mittel wie Shampoos und Haarwässer aufhelfen zu wollen. Zur einfachen Pflege ist das in Ordnung, wenn ernsthafte Veränderungen der Haarbeschaffenheit auftreten, die Haare ihre Schönheit verlieren oder vermehrt ausfallen – ich spreche hier nicht von der überwiegend vererbungsbedingten männlichen Glatzenbildung, die man wohl besser mit Würde trägt als durch Manipulationen des Hormonsystems oder durch Transplantationen behandelt –, sollte man aber immer auch überlegen, welche inneren Ursachen möglicherweise bestehen. Laboruntersuchungen zeigen oft neben den schon erwähnten hormonellen Veränderungen einen Eisen-, Zink- oder Selenmangel. Auch Vitaminmangel-Zustände kommen in Betracht. Am bekanntesten für einen Einfluss auf das Haar ist das Biotin, aber auch Vertreter der Vitamin-B-Gruppe sind hier zu nennen.

Zusammenhang zwischen Darmfunktion und Haarqualität

Ab und an findet man bei der Abklärung der Gründe auch eine Organerkrankung. Zu wenig beachtet wird der Zusammenhang von Darmfunktion und Haarqualität. Wie die Haare einen Übergang unseres Organismus nach außen bilden, so ist es der Darm mit seinen feinen Zotten nach innen. Was in ihm transportiert wird, ist noch keine eigene menschliche Substanz, sondern zunächst in Auflösung begriffene Außenwelt, die wir als Nahrung in uns hereingenommen haben. Das Geschehen im Darm steht am Beginn des Aufbaues eigener Substanz, das Herauswachsen der Haare an seinem Ende.

Wenn man diese Polarität erkennt, so wundert es einen weniger, dass die Haarbeschaffenheit stark vom Darm abhängt. Pirkku Ollilainen, einer Heileurythmistin, die viel mit Brustkrebspatientinnen arbeitet, ist aufgefallen, dass Bewegungsübungen, die sie – z.B. nach einer Chemotherapie – mit ihren Patientinnen zur Verbesserung der Darmtätigkeit machte, gleichzeitig oft ihr Haarwachstum anregten und sich dieses bei Übungspausen wieder verschlechterte.

Es liegt nahe, dass auch die Ernährung die Haare beeinflusst. Gesunde, ausgewogene Kost lässt die Haare schön werden – was ja auch eine Werbeaussage für Tierfuttermittel ist. Viel mehr als für Dosenfutter gilt dies aber für frisches Obst und Gemüse. Rudolf Steiner wies dabei auf eine besondere Beziehung von süßem Obst und schwarzen Haaren und Wurzelgemüse und blonden Haaren hin. Getreide ist ebenfalls wichtig, vor allem kieselreiche Arten wie Hirse und Gerste sind hier besonders wertvoll. Tatsächlich enthalten unsere Haare besonders viel Kieselsubstanz – ebenso wie unsere Sinnesorgane. Es kommt darauf an, diesen Kiesel, der in der Natur ebenso im klaren, geometrisch exakten Bergkristall auftritt sowie im von lebendig rundlich geschwungenen, rhythmischen Formen gestalteten Achat oder im farbenglänzenden Opal, im Organismus lebendig wirksam werden zu lassen. Deshalb ist die Einnahme von toter Kieselerde in der Regel auch nicht von größerem Nutzen.

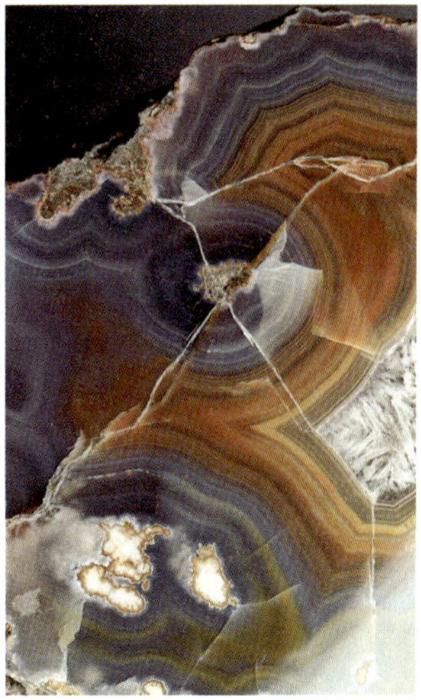

Achat

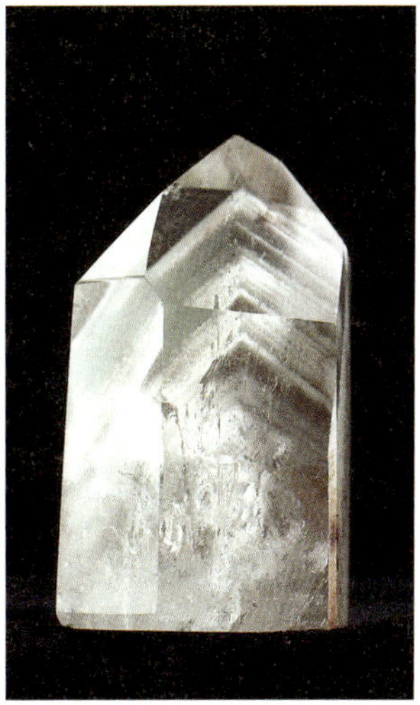

Bergkristall

Die biologisch-dynamische Wirtschaftsweise versucht durch besondere Maßnahmen, wie z.B. die Behandlung der Pflanzen mit homöopathie-ähnlich potenziertem «Hornkiesel», die Kieselkräfte in den Pflanzen lebendig anzuregen, daher ist eine gesunde Ernährung mit solchen Produkten (erkennbar z.B. durch das «Demeter»-Warenzeichen) besonders empfehlenswert (siehe auch: «Licht in Lebensmitteln» ab Seite 29).

Wo krankhafte Störungen der inneren Kieselkräfte vorliegen, kann der Arzt z.B. durch potenzierten Opal, Schachtelhalm (der in seinem Gerüst opalartigen Kiesel enthält), Schwefel, Organpräparaten der anthroposophi-

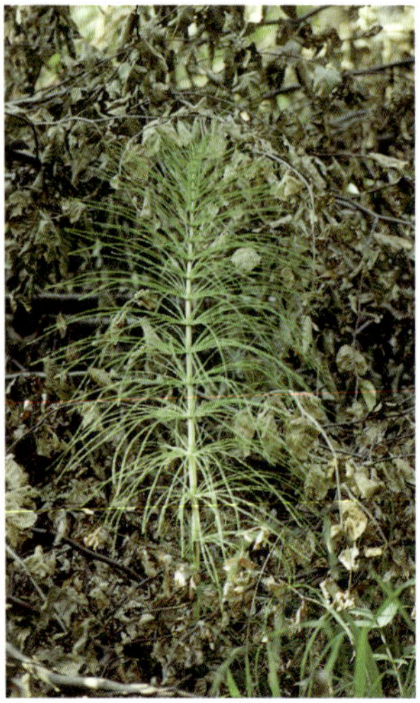

Schachtelhalm

schen Medizin etc. differenziert anregend und lenkend auf den «Kieselorganismus» wirken und so auch Haarprobleme bessern.

Wenn eine Krankheit ausgeschlossen ist, so kann man sich über eine Dauer von 4 Wochen selbst mit dem Trinken von täglich einer Tasse Ackerschachtelhalmtee, zu helfen versuchen – auch eine Haarspülungen mit einer Abkochung des Krautes unterstützt die Haargesundheit. Ein gehäufter Teelöffel des trockenen Krautes wird dazu etwa 10 Minuten mit einem viertel Liter Wasser schwach gekocht, anschließend muss man das verdunstete Wasser ergänzen.

Aber nicht nur mit Lebensprozessen hängt unser Haar zusammen. Auch unser seelisches Befinden wirkt sich direkt auf dieses aus. Dass ein Mensch «über Nacht ergrauen» kann, wenn er etwas Schreckliches erlebt hat, ist sprichwörtlich. Auch wenn man es sich bei der Langsamkeit des Haarwachstums schwer vorstellen kann, ist dieses Phänomen z.B. bei Verschütteten wohl mehrfach vorgekommen und belegt. 1894 wurde von der Deutschen Akademie der Wissenschaften eine akribische Arbeit des Berliner Arztes J. Pohl, *Ueber die Einwirkung seelischer Erregungen des Menschen auf sein Kopfhaar,* herausgegeben. Er weist nach, dass nicht nur Unglücksfälle zu sehr deutlichen und auch mikroskopisch nachweisbaren Veränderungen von Haardicke und -farbe führen können, sondern auch z.B. anstrengendes Studium, wobei sich an den Haarabschnitten, die in Ferien oder Urlaub gewachsen sind, diese Veränderungen wieder zurückbilden. Auch wenn diese über 100-jährigen Erkenntnisse weitgehend vergessen sind, zeigen sie doch, wie noch im leblosesten Erzeugnis unseres Leibes sich das Ganze des seelisch-leiblichen Befindens spiegelt.

Auch unser seelischer Zustand wirkt sich auf unsere Haare aus

Auch wenn man bei Haarproblemen klären muss, ob nicht ein «zu scharfes» Shampoo oder zu große Hitze beim Föhnen ursächlich sind, müssen doch vor allem innere Aspekte berücksichtigt werden. Schon Dr. Pohl fiel auf, dass dieselben seelischen Einflüsse nicht immer die gleichen Auswirkungen haben. Wenn es dem Menschen gelingt, sie aus innerer Ruhe heraus einzuordnen und auszugleichen, so wirken sie sich – bis ins Haar hinein – nicht so verheerend aus, wie bei jemandem, der sich ihnen nicht gegenüber stellen kann und sozusagen «ins Mark» getroffen wird.

Nachdem jetzt die Bedeutung des Seelischen und – ihm gegenübertretend – des Geistigen deutlich geworden ist, soll noch ein Blick auf die Kunst geworfen werden, in der Geist und Seele sich an einem Physischen (z.B. einem Blatt Papier, einem Marmorblock etc.) in freier Weise Ausdruck verschaffen können, ähnlich wie sie es im Menschen selbst tun.

Die Haare haben im Kopf ihren lebendig-empfindlichen Ursprung, ragen aber in die Außenwelt hinein. Ihr Kieselreichtum macht sie den Sinnesorganen verwandt und wenn wir den Wind im Haar spüren oder eine streichelnde Hand, so bemerken wir, dass sie wirklich Sinnesempfindungen vermitteln. Solche Überlegungen mögen den russischen Künstler Mischa LeJen bewogen haben, die Haare mit unseren Gedanken zu vergleichen, die ebenfalls Anteile in uns, aber auch in der Welt haben und beides vermitteln. Daraus entwickelt er einen größeren Zusammenhang, der Mensch und Welt in ihrer Beziehung umfasst.

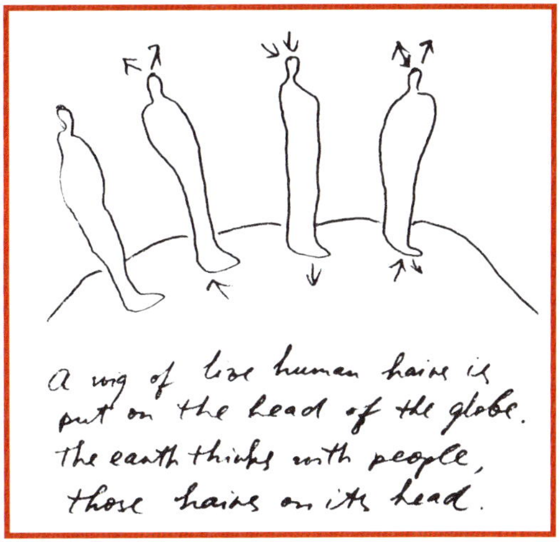
a wig of live human hairs is
put on the head of the globe.
The earth thinks with people,
those hairs on its head.

Eine Perücke lebenden menschlichen Haars sitzt auf dem Kopf des Erdballs. Die Erde denkt mit Menschen, diesen Haaren auf ihrem Kopf.

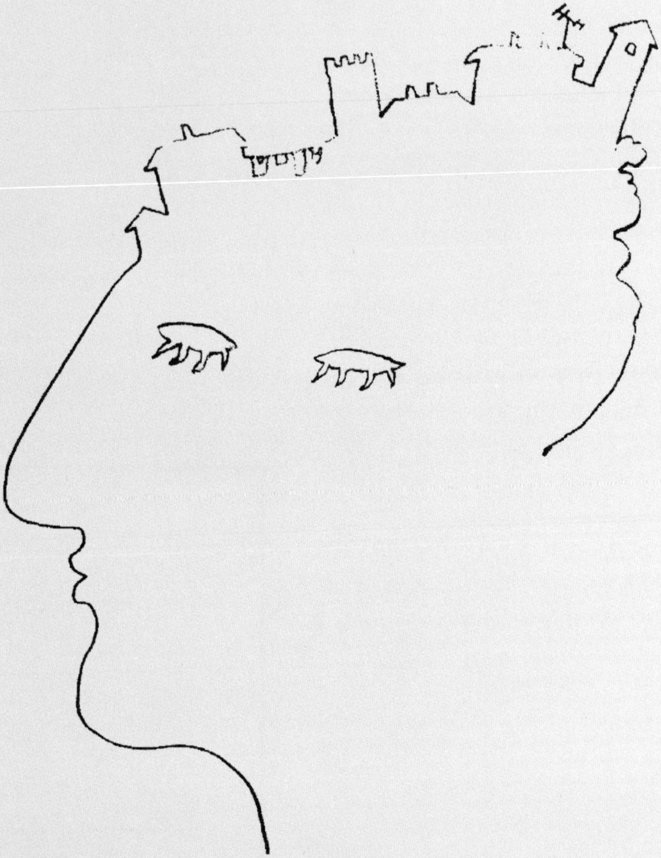

Läusebekämpfung ohne Gift

Wer überleben will, darf nicht wählerisch sein, sagt die Laus und lässt sich widerstandslos in einen anderen Pelz setzen.

Ole Anders

Im vorherigen Kapitel haben wir uns mit dem Haar und seinen Möglichkeiten durch innere Gründe wie Krankheit, Mangelernährung oder seelische Last krankhaft verändert zu werden, beschäftigt. Diesmal soll ein recht «äußerer», gleichwohl aber unangenehmer Fall von Haarproblemen behandelt werden: die Läuse.

Läuse sind nicht immer ein Zeichen von Unreinlichkeit

Man spricht nicht gern über dieses Thema, glauben doch viele, das Auftreten der Parasiten sei ein Zeichen von Unreinlichkeit und daher ein Makel. Aber auch auf dem bestgewaschensten Kopf können sich Läuse einfinden. Glücklicherweise ist die Gefahr in Deutschland gering, dass die Tiere gefährliche Krankheiten übertragen, die Bissstellen können sich aber entzünden und durch allergisierende Ausscheidungen der Läuse stark jucken. Die Übertragung erfolgt überall, wo Menschen sich auf engem Raum befinden, bevorzugt in Schulen und Kindergärten. Besonders gut breiten sich Läuse in Garderoben aus, in denen Mützen und Hüte so eng beieinander hängen, dass die Insekten von einem Kleidungsstück zum anderen krabbeln können.

Gründliches Absuchen der Kopfhaut ist erforderlich

Wenn man regelmäßig die Haare absucht, erkennt man die bräunlichen Tiere, die sich an den Haaren festklammern, leicht. Schwieriger ist es, ihre Eier, die so genannten Nissen zu finden, die am Haar fest kleben. Für die Suche ist ein feiner Kamm eine große

Essigwasser löst die Nissen vom Haar

Präparate, die chemische Insektizide enthalten, können problematisch sein

Hilfe, wobei man entgegen der üblichen Kämmrichtung von der Spitze zum Schaft des Haares kämmen sollte. Wenn man die Haare mit verdünntem Essigwasser (ein Esslöffel auf einen viertel Liter) anfeuchtet, lassen sich die Nissen leichter vom Haar lösen. Hat man einen Befall festgestellt, so sollte man ihn rasch bekämpfen. Nur selten wird die einfachste Maßnahme in Betracht kommen, die Haare kurz zu scheren. Üblich ist eine Behandlung mit Präparaten, die Pyrethroide oder chlororganische Insektizide wie Lindan oder Permethrin enthalten. In der Zeitschrift *Öko-Test* (Heft 25, 1998) wurde von diesen Mitteln zu Recht abgeraten. Es erscheint problematisch, Substanzen, von denen man auch geringe Spuren in der Nahrung vermeiden möchte, weil es sich um Nervengifte handelt, in viel hundertfacher Konzentration auf dem eigenen Kopf oder dem seiner Kinder anzuwenden. Gelegentlich kommt eine physikalische – und garantiert ungiftige – Alternative in Frage. Da die Tiere bei Temperaturen über 45° C absterben, können sie durch die Warmluft einer Friseurtrockenhaube beseitigt werden. Wenn man mindestens eine Stunde unter der Haube sitzt, reicht dies in der Regel aus. Da auch das Haar von heißer Luft strapaziert wird, muss die Temperatur aber unter 50° C liegen! Die Läuse fliehen die Wärme und drohen auf die Schultern und in die Kleidung der Behandelten zu flüchten, was den Erfolg zunichte machen würde. Deshalb sollte eine dünne Badehaube aufgesetzt werden, welche die Flucht verhindert. Anfeuchten des Haares mit Essigwasser mildert die in der Hitze zunehmende Beißwut der Insekten. Selbstverständlich kommt diese Behandlungsmethode nicht bei kleinen und unruhigen Kindern in Betracht.

Ungiftige Läusebekämpfung durch Hitze

Produkte des Neembaumes als ungiftige Alternative

In tropischen Ländern, in denen Parasitenbefall eine größere Rolle als bei uns spielt, gibt es schon jahrtausendealte Erfahrungen mit offenbar weitgehend ungiftigen Bekämpfungsalternativen. So wird in Indien der Neembaum und aus ihm gewonnene Zubereitungen nicht nur äußerlich gegen Haut- und innerlich gegen Magenschleimhautentzündungen eingesetzt, sondern eben auch zur Vorbeugung und Behandlung von Läusebefall. Moderne Forschung hat ergeben, dass Inhaltsstoffe des Baumes, so genannte

Azadirachtine (nach dem wissenschaftlichen Namen der Pflanze *Azadirachta indica*), die Entwicklung von Insektenlarven und insbesondere ihre Häutung behindern. Die Läuse können sich dadurch nicht vom Larvenstadium zum ausgewachsenen Tier entwickeln. Da die Neemwirkung aber nicht unmittelbar tödlich für die Läuse ist, bleiben sie noch eine Weile am Leben, sie beißen allerdings im allgemeinen nicht mehr. Wenn man nach einer Behandlung zunächst noch krabbelnde Tiere sieht, deutet dies also nicht auf Unwirksamkeit hin. Wegen der spezifischen Wirkung auf Insekten ist eine Schädigung von Warmblütern und Menschen nahezu ausgeschlossen. Vergiftungen bei Kindern, die – vor allem in Indien – Neemöl getrunken hatten, waren wahrscheinlich auf Schimmelpilzgifte zurückzuführen, mit denen das Öl verunreinigt war. Experimentell gelang es nur mit gewaltigen Überdosierungen des gereinigten und auf Pilzgifte kontrollierten Extraktes *NeemAzal* Schädigungen von Versuchstieren auszulösen – wobei man solche Versuche durchaus nicht gut heißen muss. Gerade für Entwicklungsländer sind Neemprodukte aus den leicht kultivierbaren Bäumen segensreich, da sie ohne aufwändige Technik herstellbar sind. Zum Beispiel im Kampf gegen Wanderheuschrecken – aber auch gegen Hunde- und Katzenflöhe – sind damit sehr gute Erfolge erzielt worden. Die Firma Trifolio-M hat aus gereinigten Neemextrakten Pflanzenschutzmittel hergestellt, die inzwischen zugelassen sind. Mittlerweile gibt es ein Neemshampoo *(NeemExtrakt FT-Shampoo)*, das jedoch kein offizielles Medikament ist, sondern als Pflegepräparat über Apotheken angeboten wird. Untersuchungen (u.a. in der Kinderabteilung des Krankenhauses in Iserlohn) haben aber gezeigt, dass es erfolgreich gegen Läuse wirksam war, wenn man es 10 Minuten einwirken ließ und die Anwendung nach 3 und 10 Tagen

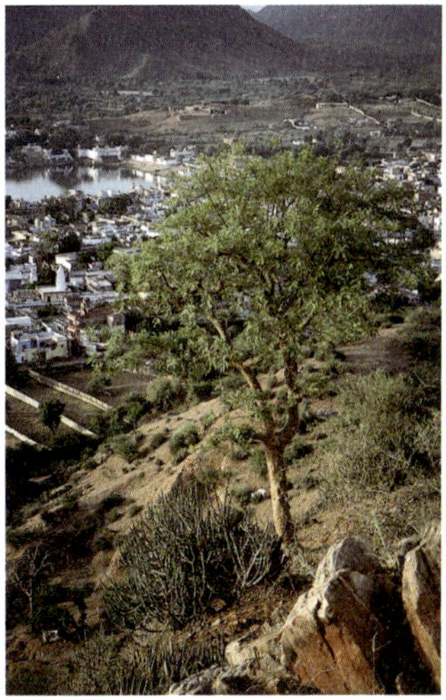

Neembaum

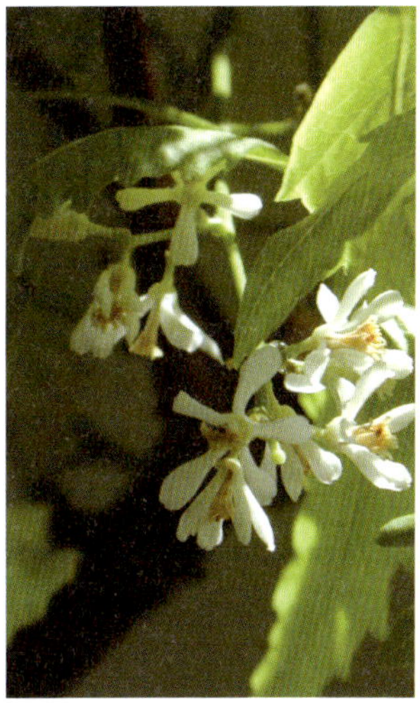

Blüte des Neembaums

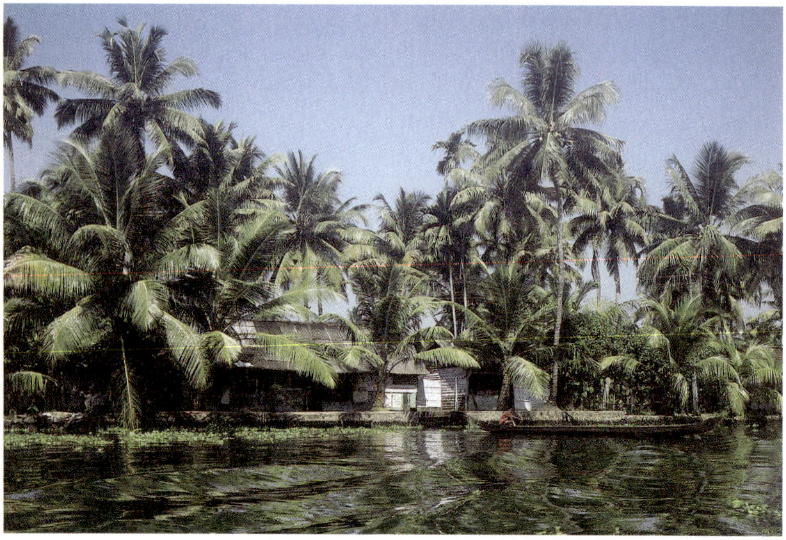

Das Öl der Kokospalme wird häufig zur Haarpflege verwendet.

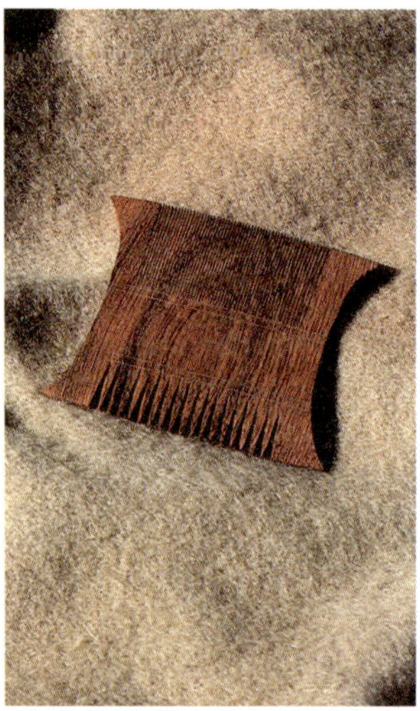

Läusekamm aus Indien

wiederholte. Auch bei unseren Patienten hat sich das Mittel gut bewährt. Von anderen Neemzubereitungen – die z. B. als Haarwasser angeboten werden – habe ich gehört, dass sie zumindest vorbeugend auch dann wirksam waren, wenn es in einer Schulklasse (z. B. in Chile) regelmäßig intensiven Läusebefall gab, sie lindern auch das lästige Kopfhautjucken ausgezeichnet.

Als weitere Alternative zur Läusebekämpfung kommen schließlich noch Präparate auf Pflanzenölbasis in Frage, die sich um die Insekten legen, so dass sie ersticken. Im Prinzip handelt es sich hier um ein ebenfalls ungiftiges Wirkungsprinzip, allerdings sollen im Handel befindliche Präparate problematische Begleitsubstanzen enthalten. Wer experimentierfreudig ist, kann aber z.B. versuchen mit angewärmtem Kokosöl die Haare zu behandeln und nach längerer Einwirkungszeit dieses wieder auszuwaschen. Wer mag, kann noch ätherische Öle zusetzen, welche ebenfalls den Läusebefall reduzieren können. In Indien wird Kokosöl häufig auch zur Haarpflege verwendet. Wenn man Läuse auf diese Weise bekämpfen möchte, sollten sicher mehrere Anwendungen im Abstand weniger Tage erfolgen.

Wie auch immer man den Parasitenbefall auf der Kopfhaut beseitigt, in jedem Fall muss auf strenge Umgebungshygiene geachtet werden, damit nicht rasch eine Neubesiedlung des Kopfes erfolgt. Bettzeug, Kopfkissen und Mützen sollten bei mindestens 60° C gewaschen werden. Was nicht waschbar ist (z.B. Plüschtiere, Polster), kann in Plastiktüten verpackt mehrere Tage tiefgefroren werden. Manche Menschen neigen zu immer wieder auftretendem Läusebefall. Möglicherweise hängt dies mit bestimmten Körperausdünstungen zusammen. Häufig ist dies auch bei chronischen Überforderungssituationen der Fall, und tatsächlich kann man bemerken, dass der Körpergeruch sich bei Stress ändert. Hier kann es – neben der notwendigen Umstellung der Lebensbedingungen – helfen, für einige Zeit zweimal täglich 5 Globuli *Sulfur* D6 einzunehmen. Im Zweifelsfall sollte in Fragen der Läusebekämpfung grundsätzlich ein erfahrener Arzt um Rat gefragt werden.

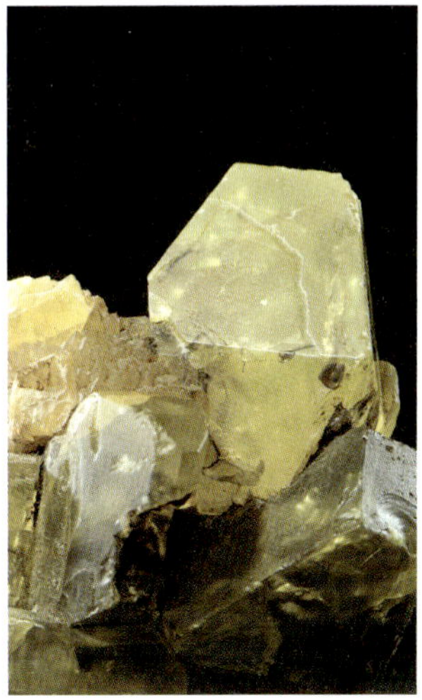

Schwefelkristall, aus solchem Schwefel wird das homöopathische Sulfur hergestellt.

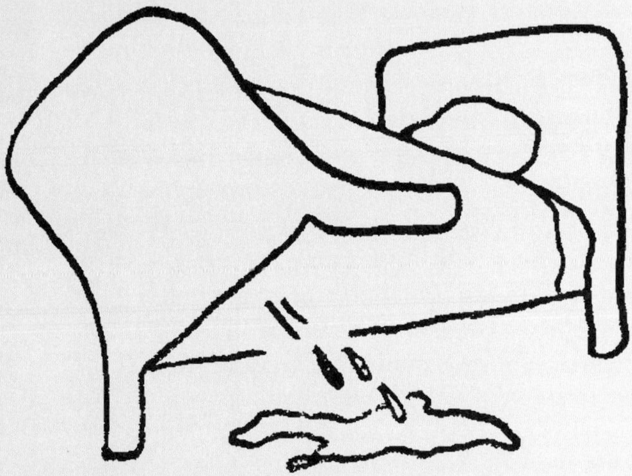

Bettnässen – was kann man tun?

…

Das Wasser rinnt, das Wasser spinnt,
bis es die ganze Welt gewinnt.
Das Dorf ersäuft,
die Eule läuft,
und auf der Eiche sitzt ein Kind.

Dem Kind sind schon die Beinchen nass,
es ruft: «Das Wass, das Wass, das Wass!»
Der Walfisch weint
und sagt: «Mir scheint,
es regnet ohne Unterlass.»

Christian Morgenstern

Die Harnentleerung ist ein ziemlich komplizierter Vorgang, bei dem eine Vielzahl von Blasen-, Becken- und Bauchmuskeln aufeinander abgestimmt angespannt oder entspannt werden müssen. Wie viele ähnliche komplexe Bewegungsabläufe in unserem Leib sind auch diese Muskelbetätigungen unbewusst koordiniert und unterliegen zunächst einer reflexartig-automatischen Auslösung, wenn die Blase gefüllt ist.

Erst nach der Geburt beginnt für uns die Zeit, in der wir Feuchtigkeit und Trockenheit trennen

Im Mutterleib leben wir in einer Wasserwelt, die aus der eigenen Harnausscheidung gebildet wird; diese ist aber viel reiner und klarer als später, wenn wir «zur Welt», «auf die Erde» gekommen sind. Erst jetzt beginnen sich «Wasser» und «Erde», Feuchte und Trockenheit zu trennen. Bis dies aber eigenständig vollzogen werden kann, vergehen noch einige Jahre. Es bedeutet eine große

Es bedarf des Bewusstseins, des Willens, um die Entleerung zu steuern

Leistung, das reflektorische Entleerungsgeschehen unter die Herrschaft des Bewusstseins und Willens zu stellen und entsprechend groß ist der Stolz, wenn die Windel nicht mehr gebraucht wird (fast so groß wie beim ersten selbständigen Schritt). Wenn das Bewusstsein mit dem Schlaf schwindet, treten dann noch lange die alten Automatismen auf, aber mit vier oder fünf Jahren sollte auch im Schlaf «Trockenheit» erreicht sein.

Es gibt aber ausgeprägte individuelle Unterschiede in der Zeitdauer dieses Prozesses und wenn er in der Kindheit der Eltern lange gedauert hat, ist dies häufig auch bei den Kindern der Fall. Wenn Kinder auch nach dem fünften Lebensjahr noch wiederholt nachts einnässen, ist eine ärztliche Untersuchung notwendig. Durch sie kann eine eigentliche Krankheit von einer einfachen Entwicklungsverzögerung abgegrenzt werden. Immerhin jedes zehnte Kind nässt auch in dieser Zeit noch ein, und auch ohne besondere Maßnahmen wird von diesen zwischen 5. und 11. Lebensjahr pro Jahr 1/7 trocken. In diesen Fällen ist der Schlaf meist so tief, dass die Blasenfüllung nicht zum Erwachen führt und eine reflexartige Entleerung erfolgt.

Seltener sind Harnwegsentzündungen, Zuckerkrankheit oder Störungen der Hirnanhangdrüse verantwortlich

Ab und an ist eine Entzündung der Harnwege die Ursache, selten kann auch eine Fehlbildung z.B. der Harnleiter, welche den Urin von den Nieren zur Blase transportieren, zu Grunde liegen. Auch eine Zuckerkrankheit (Diabetes mellitus) oder eine Störung der Hirnanhangdrüse (die u.a. nach Geburt in Beckenendlage auftritt), bei der nachts zu wenig von dem ausscheidungshemmenden Hormon ADH gebildet wird oder die Niere zu wenig auf dieses Hormon reagiert, kann Ursache nächtlichen Einnässens sein.

«Polypen» können Bettnässen begünstigen

Neben dem Gespräch und der körperlichen Untersuchung wird der Arzt daher meist eine Urinuntersuchung und eine (völlig schmerzlose) Ultraschalluntersuchung durchführen. Von meinem kinderärztlichen Kollegen Georg Soldner habe ich gelernt, dass häufig ein andauernder Schnupfen oder eine Atmungsstörung, durch «Polypen» in der Nase, Bettnässen begünstigen können, und es bei anhaltenden Problemen immer nötig ist, das Problem der Atemwege zu sanieren, damit dann auch die Blase in Ordnung kommen kann. Häufiger als eine körperliche Krankheit oder angeborene Störung steckt ein Kummer hinter dem erneuten Einnässen, so z.B. wenn ein kleines Geschwisterchen viel Aufmerksamkeit beansprucht und im Älteren wieder Sehnsucht nach der «guten alten Zeit» des Umsorgtwerdens wachruft. Aber auch ernsthaftere Angst und Verunsicherung – z.B. durch Ehestreit der Eltern oder gar eine sich anbahnende Trennung – können zum Bettnässen führen. Jedem ist aus eigenem Erleben deutlich, wie sehr die Urinproduktion ans Seelenleben gebunden ist und wie Angst und Erregung den Harndrang beeinflussen können. Im Schlaf löst sich gesunderweise das Seelische vom Leib und entsprechend nimmt normalerweise die Urinproduktion nachts stark ab. Bleibt das Seelische kummervoll gebunden, kann dies eine Ursache des Einnässens sein. Wenn Kinder, die schon lange trocken waren, wieder ohne erkennbaren Grund einnässen, muss auch an ein massiveres seelisches Trauma gedacht werden, auch z.B. an nicht altersgemäße sexuelle Erlebnisse und Übergriffe. Erstaunlich häufig sind es auch verängstigende Fernsehfilme (die vielleicht bei Freunden gesehen werden, ohne dass die Eltern davon Kenntnis haben), die seelisch überfordernd und verängstigend wirken und so zum Bettnässen führen können. Aber keineswegs immer ist eine seelische Störung hinter dem Bettnässen zu vermuten, wie verunsicherte Eltern annehmen oder gar vorwurfsvoll von der Umgebung vermittelt bekommen. Man muss zusammen mit dem Arzt die Gesamtsituation in ihren vielfältigen Aspekten ansehen und besprechen, denn nur wenn die Ursache deutlich ist, kann eine wirksame Behandlung erfolgen.

Kummer oder seelische Überbelastung können zum Bettnässen führen

Ein paar Maßnahmen sind aber fast unabhängig von der Ursache sinnvoll. Wärme von Unterleib, Füßen und Beinen ist von zentraler Bedeutung. Strumpfhose (zumindest in der kühlen Jahreszeit), warme Socken und gute Unterwäsche sind tagsüber wichtig, damit es keine nächtlichen Probleme gibt. Eine ausreichend warme Unterlage, Decke und Schlafkleidung ist nachts erforderlich. Öleinreibungen von Unterleib und Beinen können helfen, eine Entzündungsneigung auszuheilen, das abendliche Einölen durch die

Wärme von Unterleib, Füssen und Beinen ist wichtig

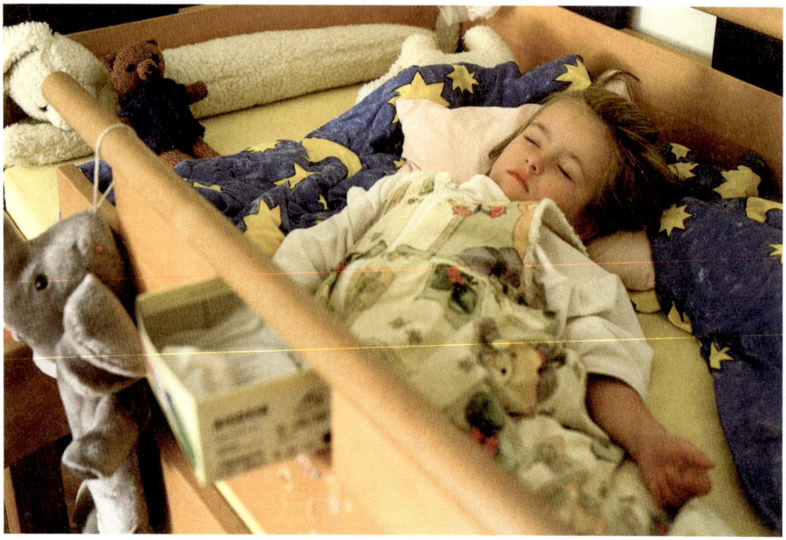

Die Gründe fürs Bettnässen sind meist so individuell wie die Kinder selbst.

Eltern im Rahmen des Gute-Nacht-Rituals ist aber auch eine Form unmittelbarer Zuwendung, die ausgleichend wirken kann und dazu beiträgt, dem Kind auch dann ein Gefühl eigenständiger Bedeutung zu geben, wenn es die Aufmerksamkeit der Eltern tagsüber mit seinen Geschwistern teilen muss.

Öle zu Behandlung und Kräftigung der Blasenregion

Besonders bewährt hat sich Johanniskraut- und Malvenöl. Vor allem bei Entzündungen ist auch ein mit 10%igem Eucalyptusöl getränkter Lappen, der während der Nacht auf die Blasenregion gelegt wird, zu empfehlen. Zum Einreiben der Füße hat sich Kupfersalbe bewährt, die eine tiefe Durchwärmung bewirkt. Wenn das Kind älter ist (etwa ab dem sechsten Lebensjahr), kann man die eigene Wärmebildungsfähigkeit durch einen kurzen Kältereiz anregen, wie es z. B. von Pfarrer Kneipp gezeigt worden ist, indem man eine kurze Abreibung von Unterleib und Beinen mit kaltem Wasser durchführt. Ziel ist dabei, dass die Region anschließend aus eigener Kraft durchwärmt wird, keinesfalls soll die Maßnahme den Charakter einer Strafe haben. Sie hat also auch keinen Sinn,

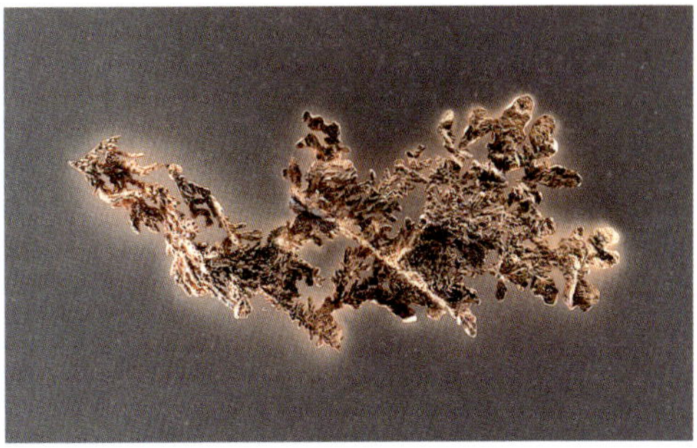

Die wärmende Ausstrahlung des Kupfers – hier ein lebendig anmutendes Naturfundstück – wirkt auch bei äußerer Anwendung tief in den Leib hinein.

wenn sich das Kind dagegen sträubt. Vor allem bei der häufigsten Ursache, der Entwicklungsverzögerung, die damit zu tun hat, dass Unterleib und Beine noch nicht richtig vom Bewusstsein durchdrungen werden, können diese Maßnahmen hilfreich sein. In diesen Fällen ist auch Heileurythmie oft sehr wirksam. Sinnvoll ist es natürlich auch, abends die Trinkmenge zu reduzieren oder ab dem späteren Nachmittag nichts mehr zu trinken und vor dem Schlafen die Blase vollständig zu entleeren. Selbstverständlich soll man die Kinder keinem starken Durst aussetzen, wie er z. B. bei der erwähnten – seltenen – hormonellen Ursachen des Bettnässens auftreten kann.

Nässt das Kind immer zur selben Zeit ein, kann es helfen, es immer kurz vor diesem Zeitpunkt zu wecken, um es zur Toilette zu führen. Bei älteren Kindern (etwa ab 7 Jahren) ist es sinnvoll, das Kind in die Beseitigung des «Malheurs» einzubeziehen, indem man es beispielsweise das Betttuch morgens wechseln lässt. Wiederum ist es wichtig, das Gefühl zu vermeiden, dass es sich hier um eine Strafe handelt, sondern vielmehr um eine ganz selbstverständliche Mithilfe. Gute Hinweise für die altersangemessene pädagogische Lenkung, die in unkomplizierten Fällen einer Entwicklungsverzögerung entscheidend ist, kann man im empfehlenswerten Ratgeber *Kindersprechstunde* von Wolfgang Göbel und Michaela Glöckler nachlesen.

Kochsalz kann in potenzierter Form unterstützend wirken

In jedem Fall muss bei seelischen Hintergründen des Bettnässens versucht werden, die Ursachen anzugehen und unter Umständen ist auch eine psychotherapeutische Behandlung erforderlich. Hier kann in der Regel ein Kinderarzt oder Kinder- und Jugendpsychiater Hilfestellung geben. Sowohl bei einer Entwicklungsverzögerung wie bei Harnwegsinfekten oder seelischen Ursachen, kann

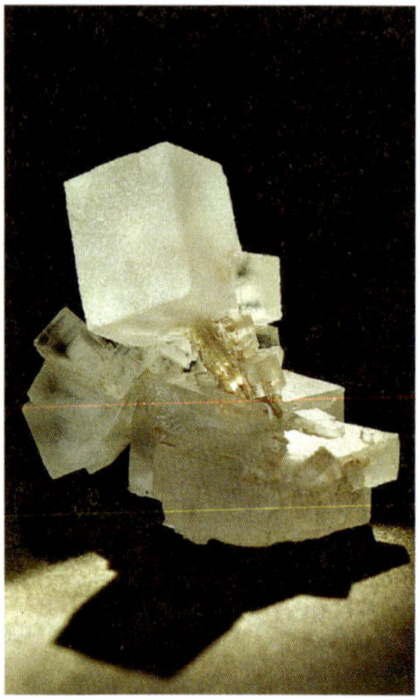
Salzkristall

eine gezielte Behandlung mit homöopathischen und anthroposophischen Arzneimitteln sehr wirksam sein. In einem schweren Fall einer 14-Jährigen, die immer noch regelmäßig nachts einnässte und deshalb z.B. nicht an mehrtägigen Schulausflügen teilnehmen konnte, ergab die Krankengeschichte sowohl eine recht traumatisierende Geburtssituation wie auch Kummer aufgrund der Scheidung der Eltern. Zusammen mit einigen weiteren Symptomen gab dies Anlass, dem Mädchen potenziertes Kochsalz zu geben. Kochsalz kristallisiert einerseits in scharfkantigen Würfeln, ähnlich wie ein chronischer Kummer zu einem, immer aufs neue verletzenden, scharfen Fremdkörper in der Seele werden kann, andererseits hat es die starke Neigung, sich im Wasser aufzulösen und so z. B. in den Tränen zu erscheinen, als deren Metamorphose manchmal das Einnässen imponieren kann. Von der auf die erste Einnahme des Medikaments folgenden Nacht an war die Patientin trocken. Als sie nach mehreren Wochen das Medikament absetzte, begann sie nach einigen Tagen wieder einzunässen, bei erneuter Einnahme des Mittels half es wieder prompt, so dass nun auch die Teilnahme an einer Klassenfahrt kein Problem war. Zwar zeigt dieser Verlauf, dass das Medikament offenkundig die Störung noch nicht dauerhaft löste, denn natürlich ist das Ziel eine Ausheilung ohne weitere Behandlungsbedürftigkeit, es zeigt aber auch, wie wirksam eine individuelle Arzneigabe sein kann. In schwierigen Fällen wird aber ein Zusammenwirken von Maßnahmen von verschiedenen Ebenen aus nötig sein, um eine dauerhafte Überwindung des Problems zu erreichen.

Glücklicherweise liegt bei den meisten Kindern, die nachts einnässen, lediglich eine Entwicklungsverzögerung und keine eigentliche Krankheit vor, so dass – nach ärztlicher Abklärung – die Aussicht auf Überwindung des Problems in absehbarer Zeit mit der Hilfe einfacher Maßnahmen in den meisten Fällen recht gut ist.

Literaturhinweise

Zur anthroposophischen Medizin:

Walter Bühler, **Der Leib als Instrument der Seele**, Stuttgart [12]1993.

Michaela Glöckler, Jürgen Schürholz, Martin Walker (Hrsg.), **Anthroposophische Medizin. Ein Weg zum Patienten**, Stuttgart 1999.

Volker Fintelmann, **Intuitive Medizin – Einführung in eine anthroposophisch ergänzte Medizin**, Stuttgart 1987.

Ilse Horny, **Eurythmie – die heilende Bewegungskunst**, Verein für Anthroposophisches Heilwesen e.V., Bad Liebenzell–Unterlengenhardt o.J.

Altner, Krauth, Lünzer, Vogtmann (Hrsg.): **Gentechnik und Landwirtschaft**. 2. erg. Aufl., Karlsruhe 1990.

Med. Seminar Bad Boll (Hrsg.), **Anthroposophische Medizin in der Praxis 1 / 2**, Bad Boll 1998 und 2002.

Anthroposophie: Auswahl grundlegender Werke Rudolf Steiners
(alle Rudolf Steiner Verlag, Dornach / Schweiz; GA = Gesamtausgabe)

Theosophie, Einführung in übersinnliche Welterkenntnis und Menschenbestimmung. GA 9, [31]1987.

Die Geheimwissenschaft im Umriß. GA 13, [30]1989.

Von Seelenrätseln. GA 21, [5]1983.

Zur Ernährung:

Petra Kühne, **Ernährungssprechstunde**, Stuttgart 1994.

Otto Wolff, **Was essen wir eigentlich? Praktische Gesichtspunkte zur Ernährung**, Stuttgart [2]1998.

Zur Selbsterziehung:

Michaela Glöckler, **Lebenskrisen als Zukunftschancen**, Gesundheitspflege initiativ, Esslingen 1997.

Roland Grossarth-Maticek, **Autonomietraining, Gesundheit und Problemlösung durch Anregung der Selbstregulation**. Berlin 2000.

O. Carl Simonton u.a., **Auf dem Wege der Besserung. Schritte zur körperlichen und spirituellen Heilung**. Reinbek bei Hamburg 2001.

Anmerkungen

Nähere Informationen und Auskünfte zu Kliniken, Ärzten, Kunsttherapeuten und Heileurythmisten erhalten Sie bei:

Gesellschaft Anthroposophischer Ärzte in Deutschland e.V.
Roggenstraße 82, 70794 Filderstadt
Telefon (07 11) 7 79 97 11, Telefax (07 11) 7 79 97 12
www.anthroposophischeaerzte.de

1 Siehe hierzu Gunver S. Kienle: **Der sogenannte Placeboeffekt. Illusion, Fakten, Realität**. Stuttgart 1995.
2 Der Begriff «kolloidal» leitet sich vom Lateinischen «colla» = Leim ab. Der kolloidale Zustand steht zwischen dem Festen und dem Flüssigen. Die einzelnen Teile ursprünglich unlöslicher Substanz sind dabei so fein zerkleinert worden, dass sie in einer dauerhaften Schwebe bleiben. Dies gilt z.B. auch für die Eiweißkörper im Leim.
3 Seit dieser Beitrag veröffentlicht wurde (Februar 2001) ist im Deutschen Ärzteblatt ein Artikel erschienen, der aufzeigt, dass ein Großteil der Rindertötungen politisch begründet, sachlich aber unsinnig war.
4 K. Kölmel e. a.: *Febrile infections and malignant melanoma: results of a case control study.* **Melanoma Research** 2 (1992), Seite 207 - 221.
Dies.: *Infections and melanoma risk.* **Melanoma Research** 9 (1999), Seite 511 - 519.
U. Abel e. a.: *Common infections in the history of cancer patients and controls.* **J. CancerRes. Con. Oncol.** 117 (1991), Seite 339 - 344.
5 Die Eurythmie ist eine von Rudolf Steiner, dem Begründer der Anthroposophie, Anfang des 20. Jahrhunderts entwickelte Bewegungskunst. Die Bewegung ist hierbei unmittelbarer Bewegungsausdruck, vermittelt geistige Inhalte. Eurythmie gilt als «bewegte Sprache». Als Heileurythmie kann sie tiefgreifende therapeutische Wirkung haben, indem sie z. B. das gestörte Verhältnis von Seele und Leib zu ordnen hilft.
6 So u.a. in: **Menschheitsentwicklung und Christuserkenntnis**. Zweiter Vortrag, Kassel am 17. Juni 1907, GA 100, Seite 23 ff. Zur vertiefenden Betrachtung siehe: Rudolf Steiner, **Theosophie. Einführung**

in übersinnliche Welterkenntnis und Menschenbestimmung. GA 9. Dornach [31]1987.

7 Mehr über den Behandlungsansatz von Dean Ornish und konkrete Umsetzungshinweise erfahren Sie in seinem Buch: **Revolution in der Herztherapie. Die neue Gesundheit**, Stuttgart [7]1998.
Gruppentherapien, die sich an Ornishs Konzept anlehnen, werden u.a. im Gemeinschaftskrankenhaus Havelhöhe in Berlin durchgeführt (Ansprechpartner ist Dr. Dr. A. Fried, Telefon 0 30 / 36 50 10).

8 Weitere ausführliche – vor allem für Ärzte und Therapeuten bestimmte – Darstellungen zur anthroposophischen Krebstherapie finden sich in: Med. Seminar Bad Boll (Hrsg.), **Anthroposophische Medizin in der Praxis 1**, Bad Boll 1998, S. 118 – 164.
Med. Seminar Bad Boll (Hrsg.), **Anthroposophische Medizin in der Praxis 2**, Bad Boll 2002, insbesondere M. Sommer und G. Soldner, *Die Mistel und ihre Wirtsbäume*, S. 9 – 56 und M. Sommer, *Gezielte organotrope Therapie des Karzinompatienten*, S. 79 – 104.

Abbildungsnachweis

Agentur Blickwinkel (www.blickwinkel.de) O. Giel S. 94, F. Hecker S. 46, Hecker/Sauer S. 26, M. Woike S. 25.

Deutscher Apotheker Verlag, Stuttgart S. 36 (oben).

Mischa LeJen, Saratov / Russland (lejen@mail.saratov.ru) S. 18, 34, 40, 48, 54, 60, 66, 72, 78, 98, 108, 114, 124, 130, 136, 141, 142 und 148.

Daniela Nowitzki, Nitzenhausen S. 57.

Rudolf Seitz, München S. 28, 44, 51, 82, 87 und 88.

Wolfgang Schmidt, Ammerbuch S. 17, 21, 22, 31, 32, 81, 85, 95, 110, 126 und 133.

Walter Schneider, Stuttgart S. 45, 58, 63, 68, 103 und 152.

Jürgen Schwope, München S. 15, 52 und 153.

Anne Solheim, Freiburg S. 90, 92 und 96.

Markus Sommer, München S. 2, 36, 37, 47, 96, 112, 121, 129, 139 (oben), 140, 145 (oben) und 146.

TrifolioM, Lahnau S. 145 (unten).

Verlagsarchiv S. 39, 52, 59, 65, 71, 120 und 135.

Armin Wanka, München S. 104, 139 (unten), 147 und 154.

Weleda AG, Schwäbisch Gmünd S. 46, 53, 64, 76, 86 und 106.

Markus Sommer

Grippe und Erkältungskrankheiten natürlich heilen

Vorbeugen – behandeln – auskurieren
141 Seiten, mit zahlreichen Abbildungen, kartoniert
ISBN 3-7725-5024-1

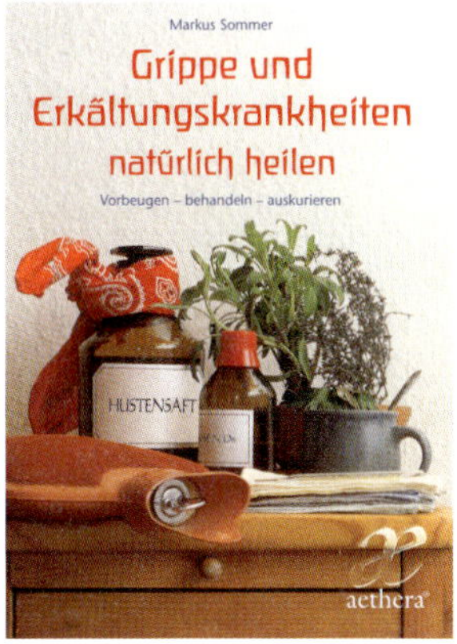

Nicht jede Erkältung muss den Keim einer Grippe in sich tragen, vor allem, wenn sie mit den rechten Mitteln auskuriert wird. Aber auch das Durchmachen von Grippeerkrankungen selbst hat, neben den offenkundigen Gefahren, durchaus positive Seiten, die sich z.B. in einer verringerten Gefährdung gegenüber Krebserkrankungen niederschlagen können.

Markus Sommer

Die natürliche Reiseapotheke

104 Seiten, mit zahlreichen Abbildungen, kartoniert
ISBN 3-7725-5008-8

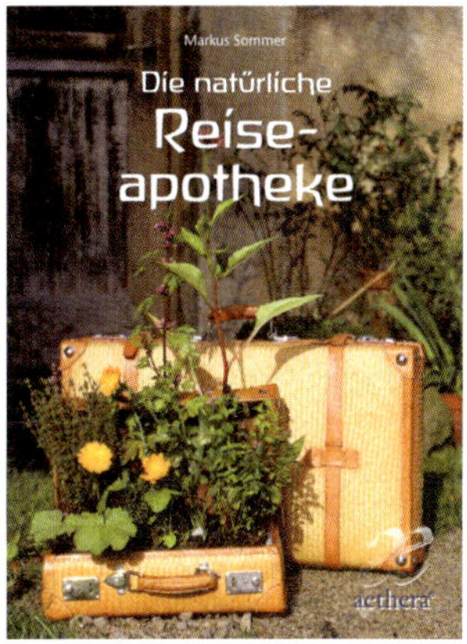

Wer im Urlaub erkrankt, fühlt sich oft um die schönsten Tage des Jahres betrogen. Markus Sommer vermittelt in seinem Buch das grundlegende Know-How zum Erkennen und Vermeiden von Krankheiten, die unterwegs am häufigsten auftreten. Auch für Notfälle, wenn kein Arzt erreichbar ist, und für Reisen unter extremen Bedingungen, wie in die Tropen oder ins Hochgebirge, werden Verhaltensregeln zur Vorbeugung und bei Komplikationen gegeben.

aethera®